医案圭臬

——历代名医脉案范例赏析

方祝元　陈四清　编著

中国中医药出版社

·北　京·

图书在版编目（CIP）数据

医案圭臬：历代名医脉案范例赏析 / 方祝元，陈四清编著 . —北京：中国中医药出版社，2019.9

ISBN 978-7-5132-5646-9

Ⅰ . ①医… Ⅱ . ①方… ②陈… Ⅲ . ①脉诊—医案 Ⅳ . ① R241.2

中国版本图书馆 CIP 数据核字（2019）第 148047 号

中国中医药出版社出版

北京经济技术开发区科创十三街 31 号院二区 8 号楼

邮政编码 100176

传真 010-64405721

廊坊市祥丰印刷有限公司印刷

各地新华书店经销

开本 710×1000 1/16 印张 11 彩插 0.5 字数 146 千字

2019 年 9 月第 1 版 2019 年 9 月第 1 次印刷

书号 ISBN 978 - 7 - 5132 - 5646 - 9

定价 59.00 元

网址 www.cptcm.com

社 长 热 线 010-64405720

购 书 热 线 010-89535836

维 权 打 假 010-64405753

微信服务号 zgzyycbs

微商城网址 https://kdt.im/LIdUGr

官 方 微 博 http://e.weibo.com/cptcm

天猫旗舰店网址 https://zgzyycbs.tmall.com

作者简介

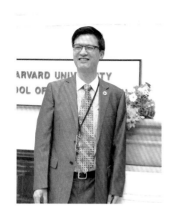

方祝元 1964 年生，江苏兴化人，中医学博士，主任中医师，教授，博士研究生导师，南京中医药大学副校长，江苏省中医院党委书记，南京中医药大学第一临床医学院院长，江苏省中医临床研究院院长，江苏省中西医结合高血压研究所所长、首席专家，国家级重点专科心血管科学术带头人，江苏省高校优势学科——中医学学科带头人，《中医内科学》教材主编，江苏省委"333"第一层次人才，哈佛大学公共卫生学院、法国国立行政学院访问学者，江苏省中医药学会心血管专业委员会主任委员，国家中医药管理局高血压重点研究室主任。从事中医临床、教学、科研工作 30 余载，擅长辨治高血压病、冠心病、心力衰竭、心律失常、病毒性心肌炎等心血管系统疾病，对高血压早期肾损害等相关靶器官损害的中医药干预有深入研究。

作者简介

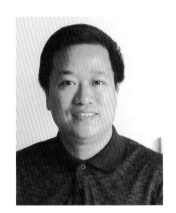

陈四清　1967年生，江苏射阳人。中医学博士，江苏省中医院感染科主任中医师，南京中医药大学中医病案学教研室副主任，副教授，硕士研究生导师，江苏省中医院院级名医，全国名老中医药专家张继泽工作室主任，孟河医派（马家）第五代传人。国家中医药管理局重点学科中医肝胆病学后备学术带头人，国家中医药管理局重点学科中医养生学后备学术带头人，国家中医药管理局中医药文化科普巡讲专家，全国首批百名中医药科普专家，第四批全国老中医药专家学术经验继承工作优秀继承人，全国第三批中医临床优秀研修人才。幼年体弱，立志岐黄，前后跟随国医大师周仲瑛教授临证学习17年，尽得其真传；仿杜甫立"医不惊人死不休"之座右铭，长期致力于慢性感染性疾病临床诊治和中医药科普文化传播研究，擅长肝胆消化病、肿瘤、腹泻、皮肤病等疑难杂症诊治。

習悟名家医案
傳承前賢智慧
挖掘中醫瑰宝
福澤天下蒼生

孟河医派第四代传人
94叟 张继泽
戊戌年于金陵

孟河医派第四代传人、著名中医脾胃病专家张继泽先生题词

周序

医案者，又称病案、脉案、诊籍也，既是临床辨证论治思维过程之记录，亦是中医理、法、方、药综合运用之实践事例。古今历代名医先贤往往因诊务繁多，而疏于著述立言，他们的学术思想和宝贵经验，往往隐藏在某个具体的病案中。张山雷在其《古今医案评议》中说："医书论证，但纪其常，而兼证之纷淆，病源之递嬗，则万不能条分缕析，反致杂乱无章。惟医案则恒随见症为迁移，活泼无方，具有万变无穷之妙，俨如病人在侧，馨咳亲闻。所以多读医案，绝胜于随侍名师而相与晤对一堂，上下议论，何快如之！"清代名医余听鸿亦曾指出："医书虽众，不出二义。经文、本草、经方，为学术规矩之宗；经验、方案、笔记，为灵悟变通之用。二者皆并传不朽。"恽铁樵在《清代名医医案大全》一书的序言中更是直言不讳："我国汗牛充栋之医书，其真实价值不在议论而在方药，议论多空谈，药效乃事实，故选刻医案乃现在切要之图。"一语道出了中医学习医案的重要性。

综合说来，经常研读历代名医脉案范例，有以下三大裨益：

一是训练中医思维的有效手段。整体观、辨证论治、治未病是中医的三大特色和优势，这一点几乎每个中医都知晓，而一旦临证面对具体病人时就往往迷了路，失去了定力，治头忘脚，见病忘证。而通过对医案的不断研习，就能不断强化我们的中医思维，养成良好的处治疾病的能力。

二是课堂教学与临床实践的纽带。现行的大学教育模式让年轻的学子们通过课堂学习方式学到了丰富的理论知识，但中医学是一门实践性很强的学科，如何让理论知识转化为实践经验，有效地解决复杂的临床问题，这里除了可以通过临床实习跟随带教老师学习之外，还可通过阅读先贤们的医案而得以提高，开阔思路。由于医案都是不同医家的精彩之笔，病证更有代表性，理论更合中医本质，处方用药更为经典成熟，而且不受时间、地点及病人因素之限制，学习更加自由、方便和有效。

三是实践创新的源泉。中医药既需要继承，更需要不断创新，才能满足新时代广大患者对中医的需求。而在历代中医名家的病案中，往往就隐藏着这些创新的源泉，无论是对一个病证中的病因病机认识，还是将疾病治愈的那些看似随机开出的一张处方，偶然中蕴含着必然，有可能就隐藏着像"青蒿素"那样的宝贝。疗效是硬道理，有疗效就说明有道理，有疗效就喻示着可能含有"宝贝"，在等待着我们去挖掘和研究。

江苏省中医院的方祝元、陈四清两位医师，不忘初心，矢志岐黄，长期致力于中医药学术的传承和发展，深悟研习中医医案的重要性。为了加强对年轻医生中医临证思维能力的培养，继承好、发展好、利用好中医中药，他们特从浩如烟海的中医文献、典籍中寻找出疗效良好、言之有理、说理透彻、中规中矩的医案，编撰了这部《医案圭臬——历代名医脉案范例赏析》，希望年轻的中医大夫们通过对横跨近千年的48位著名中医学家的100则医案的反复诵读和研悟，能够在先贤们的引领下早日进入中医的神圣殿堂，养成独特的中医思维能力，快速有效地提高运用中医药服务的能力，让中医的疗效能够更高、更快、更强，以满足广大人民群众对中医药服务能力水平不断提高的愿望和需求。

明有《证治准绳》，今有《医案圭臬》，书稿付梓之前，得以先睹。无论是医案的选择，还是医家生平的撰写，以及寥寥数笔的医案特色点评，无不透露着编著者对先贤的尊崇之心和积淀深厚的中医学术功底。诸多医案初读似曾相识，再读已甘甜入喉，深读则每有"众里寻她千百度，蓦然回首，那人却在灯火阑珊处"之美妙，故欣为之序。

圭者，土圭也。臬者，水臬也。医案圭臬，诚乃医案中之规矩之作也。为医者可置于床头案几，时习之，多仿之，常悟之。

周仲瑛

戊戌年于琢璞斋

前　言

医案，既是临床辨证论治思维过程的真实记录，也是中医理、法、方、药综合运用的实践事例。历代名医大家的学术思想和宝贵经验，往往就隐藏在每个具体的医案中。为了加强对年轻医生中医临证思维能力的培养，切实把中医药这一祖先留给我们的宝贵财富继承好、发展好、利用好，我们特从浩如烟海的中医典籍、文献中寻找疗效良好、言之有理、说理透彻、中规中矩的医案共 100 则，希望通过对这横跨近千年的 48 位著名中医医案的反复诵读和研悟，能够在先贤们的引领下早日进入中医的神圣殿堂，养成独特的中医思维能力，切实提高中医临床疗效，以满足广大人民群众对中医药服务能力水平不断提高的愿望和需求。

目 录

一、韩祗和医案一则

　　韩祗和（1030—1100？），北宋著名医家。曾悬壶于"邢磁二郡"（今河北邢台磁县）、"怀卫二郡"（今河南沁县、汲县）及"滏阳"（今河北境内）等地。

　　韩祗和对外感热病研究颇深，反复研习张仲景《伤寒论》达30余年，且能变通其间，于伤寒辨脉及汗、下、温等治法颇有发明，并于1085年编撰《伤寒微旨论》两卷，两万余字，较成无己阐述《伤寒论》还早50余年。

　　"疗效是硬道理"，编者查阅韩祗和之前医家病案，常发"有头无尾"之感叹，说理虽引经据典，行文每跌宕起伏，叙述亦头头是道，但鲜有疗效记载，不知效应好坏，难让后学者心悦诚服。而"茵陈四逆汤治伤寒误下发黄"医案不但力纠前医误用"投下药太早及投解利凉药过剂"致黄疸（阴黄）之错，还明确注明先投茵陈茯苓汤[1]半剂即"小便得利"，次服茵陈四逆汤[2]而"脉出四肢热，目中黄先退，次日大汗"之药效。研读此案，犹若现一宋朝青衣蓝衫的黄疸病人，正在我们面前喝着韩祗和大夫的汤药，喝下不久小便就利了，易喝一方四肢就转暖了，喝着喝着黄疸变淡了……描述栩栩如生，疗效如桴鼓之应，堪称千古第一病案。

医案：茵陈四逆汤治伤寒误下发黄案

元丰五年，壬戌五月中，淦阳赵埙秀才病伤寒，亦是医者投下药太早及投解利凉药过剂，至六七日转发黄病，至第七日来召。及到，诊之两手寸脉不见，关尺脉沉迟细微，腹满，小便涩，四肢遍身冷，面如桃花，一身尽黄。先投茵陈茯苓汤半剂，小便得利；次服茵陈四逆汤，脉出四肢热，目中黄先退，次日大汗。

当年似此证者十余人，不能一一写录。愚向日所思，阴黄病处方六首，初虑不能用，今既治数人皆得中病，不可不传焉。

（选自《伤寒微旨论·阴黄证篇》）

注：

[1]茵陈茯苓汤：由茵陈、茯苓、桂枝、猪苓、滑石组成，出自《伤寒微旨论》卷下。

[2]茵陈四逆汤：由茵陈、干姜、炙甘草、炮附子组成，出自《卫生宝鉴·补遗》。

二、钱乙医案二则

钱乙（1032—1113），字仲阳。和吴越王钱俶有宗属关系，祖籍浙江钱塘，至曾祖钱赟北迁，遂为东平郓州（今山东省郓城县）人。

钱乙自幼随姑父学医，深研《颅囟经》，医术精湛，元丰年中（1078—1084），宋神宗甥女患泄利将殆，众医无策，请乙诊治而愈。后皇子仪国公病瘛疭，再召乙诊治，进黄土汤而煎。宋神宗先后授钱乙为翰林医学士、太医丞，受赐紫衣金鱼，声名日盛。

钱乙是中国医学史上第一个著名儿科专家，其编撰的《小儿药证直诀》是中国现存的第一部儿科专著，该书第一次系统地总结了小儿疾病的辨证施治方药，儿科自此发展成为一门独立的学科。后人视《小儿药证直诀》为儿科的经典著作，钱乙也被尊称为"儿科之圣""幼科之鼻祖"。

钱乙将小儿生理病理特点概括为"脏腑柔弱、易虚易实、易寒易热"，对儿科临床有直接指导意义。首创儿科五脏辨证体系，提出心主惊、肝主风、脾主困、肺主喘、肾主虚的辨证纲领，从五脏补虚泻实出发，注意柔润清养、运补兼施、攻不伤正。

钱乙创立的五脏补泻诸方，如六味地黄丸、导赤散、泻心汤、泻白散、泻黄散、益黄散[1]、异功散、七味白术散等，均为现今儿科临床常用有效方。

钱乙医案多夹叙夹议，以与另外一医者辩论的方式，通过对患者症状的逐条分析和讨论，提出自己的辨证意见，再据证选方用药，体现了中医辨证论治的特点。急则治标，缓则治本，医者用药如用兵，当己方实力亏虚之时，就应"先补其虚"，而后再"攻城拔寨"。以下所选两则医案均是中医标本治则的巧妙运用，读后启人智慧。

医案 1：先补后泻治潮热抽搐案

皇都徐氏子，三岁，病潮热，每日西则发搐，身微热而目微斜，反露睛，四肢冷而喘，大便微黄。钱与李医同治。钱问李曰：病何搐也？李曰：有风。何身热微温？曰：四肢所作。何目斜露睛？曰：搐则目斜。何肢冷？曰：冷厥必内热。曰：何喘？曰：搐之甚也。曰：何以治之？曰：嚏惊丸鼻中灌之，必搐止。钱又问曰：既谓风病，温壮搐引，目斜露睛，内热肢冷，及搐甚而喘，并以何药治之？李曰：皆此药也。钱曰：不然。搐者肝实也，故令搐；日西身微热者，肺潮用事。肺主身温且热者，为肺虚；所以目微斜露睛者，肝肺相胜也；肢冷者，脾虚也。肺若虚甚，用益黄散、阿胶散[2]，得脾虚证退。后以泻青丸[3]、导赤散[4]、凉惊丸[5]治之，后九日平愈。

（选自《小儿药证直诀》）

医案 2：先补后泻治肺热痰瘀案

东都张氏孙，九岁，病肺热。他医以犀、珠、龙、麝、生牛黄治之，一月不愈。其证嗽喘闷乱，饮水不止，全不能食。钱氏用使君子圆[6]、益黄散。张曰：本有热，何以又行温药？他医用凉药攻之，一月尚无效。钱曰：凉药久则寒不能食，小儿虚不能食，当补脾，候饮食如故，即泻肺经，病必愈矣。服补脾药二日，其子欲饮食，钱以泻白散泻其肺，遂愈。
张曰：何以不虚？钱曰：先实其脾，然后泻肺，故不虚也。

（选自《小儿药证直诀》）

注：

[1]益黄散：由陈皮、丁香、诃子肉、青皮、甘草等组成，出自《小儿药证直诀》卷下。

[2]阿胶散：又名补肺阿胶散，由阿胶、鼠黏子、甘草、马兜铃、杏仁、糯米组成。

[3]泻青丸：由当归、龙胆草、川芎、山栀子仁、川大黄、羌活、防风等组成，出自《小儿药证直诀》卷下。

[4]导赤散：由生地黄、甘草、木通等组成，出自《小儿药证直诀》卷下。

[5]凉惊丸：由草龙胆、防风、青黛、钩藤、黄连、牛黄、麝香、龙脑组成，出自《小儿药证直诀》卷下。

[6]使君子圆：由厚朴、陈皮、川芎、使君子仁等组成，出自《太平惠民和剂局方》。

三、许叔微医案二则

许叔微（1079—1154），字知可，号白沙，又号近泉，真州白沙（今江苏省仪征市）人。宋代杰出的医学家，经方派创始人之一，曾任徽州、杭州府学教授，集贤院学士，人称"许学士"。许叔微心慈近佛，志虑忠纯，遇事敢言，为人豪爽，弃官归医，终享"名医进士"之誉，百姓奉为神医。著有《伤寒百证歌》《伤寒发微论》《伤寒九十论》《普济本事方》《普济本事方后集》传世。

北宋元祐五年（1090），因父母双亡，再加屡试不举，许叔微遂弃儒习医。南宋建炎元年（1127），真州温疫大作，许叔微出手诊治，十活八九。后南渡居常州，又迁太湖马迹山（今无锡马山）。

许叔微是宋代研究《伤寒论》的大家之一，对辨证施治理论多有阐述和补充。他说："伤寒治法，先要明表里虚实。能明此四字，则仲景三百九十七法，可坐而定也。"在其学术思想中较突出的是对脾肾关系的理解，认为肾是一身之根本，脾胃乃生死之所系，二者之中又当以肾为主，补脾"常须暖补肾气"。

许叔微70岁时仍手不释卷，耕耘不止，将平生运用经方的案例整理编撰成书，取名《伤寒九十论》，书中选择了90个不同的伤寒病案，记载详细而真实，包括了11例死亡病案，每例之后以《内经》《难经》《伤寒论》《诸病源候论》等医籍为基础，引经据典，结合个人的见解加以剖析，夹叙夹议。读其医案，俨如仰视一位伤寒学大家，在惊叹其对伤寒理法方药娴熟运用的同时，也不知不觉地加深了对伤寒经方的理解。如医案 1 通过运用大青龙汤[1]治疗伤寒烦躁案，示人桂枝汤、麻黄汤、大青龙汤证治之殊异；许叔微医案，案案皆用仲景法，又能灵活变通，不囿于伤寒一书，遇《伤寒论》中有论无方时，灵活选取《千金要方》《活人书》等书补入，如医案 2 用小柴胡加地黄汤治热入血室等，均药到病除，令人叹为观止。

医案 1：大青龙汤治伤寒躁烦案

何保义从王太尉军中，得伤寒，脉浮涩而紧，烦躁。予曰：若头疼、发热、恶风、无汗，则麻黄证也；烦躁，则青龙汤证也。何曰：今烦躁甚。予投以大青龙汤，三投汗解。论曰：桂枝、麻黄、青龙，皆表证发汗药。而桂枝治汗出、恶风；麻黄治无汗、恶寒；青龙治无汗而烦。三者皆欲微汗解。若汗多亡阳为虚，则烦躁不眠也。

（选自《伤寒九十论·大青龙汤证第五》）

医案 2：小柴胡加地黄汤治热入血室案

辛亥中寓居毗陵，学官王仲礼，其妹病伤寒发寒热，遇夜则有鬼物所凭，六七日忽昏塞，涎响如引锯，牙关紧急，瞑不知人，病势极危。召予视，予曰得病之初，曾值月经来否？其家曰月经方来，病作而经遂止，得一二日，发寒热，昼虽静，夜则有鬼祟。从昨日来，涎生不省人事。予曰此热入血室证也。仲景云妇人中风，发热恶寒，经水适来，昼日明了，暮则谵语，如见鬼状，发作有时，此名热入血室。医者不晓，以刚剂与之，遂致胸膈不利，涎潮上脘，喘急息高，昏冒不知人。当先化其涎，后除其热。予急以一呷散[2]投之，两时顷，涎下得睡，即省人事；次授以小柴胡加地黄汤，三服而热除，不汗而自解矣。

（选自《本事方·伤寒时疫上》）

注：

[1]大青龙汤：由麻黄、桂枝、杏仁、甘草、生石膏、生姜、大枣组成，出自《伤寒论》。

[2]一呷散：由天南星（大者）半两、白僵蚕半两、全蝎7个（去毒）组成，出自《魏氏家藏方》卷一。

四、张从正医案一则

张从正（1156—1228），字子和，金代睢州考城县郜城乡（今河南省商丘市民权县王庄寨乡吴屯村）人，金代四大名医之首。张从正因所在家乡民权为春秋时期戴国，而自号"戴人"。张从正十余岁时即从父学医，耳濡目染，博览医书，深究医理，勤奋自励，弱冠之年即可悬壶应诊，中年即成一方名医。

张从正用药以寒凉为多，他认为风寒等是在天之邪气，雨露等是地之邪气，最容易使人染病。饮食的酸苦甘咸等是水的各种邪气，也是致病的原因，认为这些病均非人体所应有的，一经致病，就应当祛除体外。祛除方法则以汗、下、吐三法为要。凡风寒痼冷等所致，疾病在下，可用下法；凡是风痰宿食所致，可用吐法。他行医奔波于陈州、徐州、开封、归德等多地，医疾救亡，活人无数，深得人民敬仰。张从正后来长期在陈州宛丘县行医，故又有人称他为"张宛丘"。

张从正在情志治疗方面创立"以情胜情"的情志相胜疗法，为中医心理治疗学奠定了理论基础。

金宣宗兴定年间，谕诏从正，补太医，因非其所愿，不久辞职归里，后与麻知几、常仲明等讲研医理，著书传世。《金史本传》对其评价很高，称赞他"精于医，贯穿《素》《难》之学，其法宗刘守真，用药多寒凉，然起疾救死多取效。"

张从正一生撰写了十余种医著，后被学生辑为《儒门事亲》一书，共15卷。书中详细介绍了汗、吐、下三法的应用，记载了各种疾病的临床治疗，并附有医案。因当时有人对汗、下、吐三法持有异议，故书中有说、有辨、有诫、有笺、有论、有疏、有十形三疗、六门三法等目，旨在于攻，故号"攻下派"。

张子和医案夹叙夹议，引经据典，尤擅病因病机分析，然后再据辨立法处方，理法方药，一气呵成。"汗下合法治暴发狂案"医案运用经络循行之路径，巧妙地解释了一老叟口鼻觉如虫行之机。又引《内经》之言佐证为阳明之病，而为应用调胃承气汤大下之法寻得依据。案中奇处，还在于在下法之前，又用汗法治"火郁"，汗下合法，令人拍案叫绝。

医案：汗下合法治暴发狂案

一叟，年六十，值徭役烦扰，而暴发狂，口鼻觉如虫行，两手爬搔，数年不已。戴人诊其两手脉，皆洪大如绳。断之曰：口为飞门，胃为贲门。曰：口者，胃之上源也；鼻者，足阳明经起于鼻交之中，旁纳太阳，下循鼻柱，交人中，环唇下，交承浆，故其病如是。夫徭役烦扰，便属火化。火乘阳明经，故发狂。故《经》言：阳明之病，登高而歌，弃衣而走，骂詈[1]不避亲疏。又况肝主谋，胆主决。徭役迫遽，则财不能支，则肝屡谋而胆屡不能决。屈无所伸，怒无所泄，心火磅因礴，遂乘阳明经。然胃本属土，而肝属木，胆属相火，火随木气而入胃，故暴发狂。乃命置燠[2]室中，涌而汗出，如此三次。《内经》曰：木郁则达之，火郁则发之。良谓此也。又以调胃承气汤[3]半斤，用水五升，煎半沸，分作三服，大下二十行，血水与瘀血相杂而下数升，取之乃康。以通圣散调其后矣。

注：

［1］詈：读作 lì，本义是指骂人，也指从旁编造对方的缺点或罪状责骂。该文字在《战国策·秦策》和《楚辞·离骚》等文献中均有记载。

［2］燠：热在中也（《说文》）。

［3］调胃承气汤：由大黄（去皮，酒浸）、甘草（炙）、芒硝组成，出自《伤寒论》。

五、张元素病案一则

　　张元素（1131—1234），字洁古，金代易州（今河北省易县）人。自幼聪慧，8岁应"童子举"，27岁试"经义"进士，因犯"庙讳"而落榜，遂弃仕从医。他与刘完素交往甚密，并曾治愈刘完素的伤寒证，为"易水学派"代表性人物。

　　张元素重视脏腑辨证及扶养胃气的思想，对李杲创立以"补土"为特色的、系统的脾胃理论有重要影响，并最终成为"易水学派"最突出的理论特色。张元素的学术思想经诸弟子的继承、发展，在元代成为与"河间学派"具有不同学术风格的又一大学术流派。

　　张元素在《内经》脏腑理论的启示下，结合自己数十年的临床经验，总结了以脏腑寒热虚实以言病机的学说，将脏腑的生理、病理、辨证和治疗各成系统，较前又有提高，使脏腑辨证说由此而渐被众多医家所重视。他制定了"脏腑标本虚实寒热用药式"，对脏腑的辨证用药都按温凉补泻加以归纳总结，令人一目了然，应变不尽，成了脏腑辨证用药的一种通用程式。

　　张元素对药物学研究颇为深入，强调药物的四气五味之厚薄，是影响药物作用的重要方面。正因为药物有四气五味厚薄的不同，所以药物作用才会出现升降浮沉的区别。因此，对于每一药物功用的解释，他强调首先应明确其气味厚薄，然后再进一步阐发其功效，使中药学的理论与其临床效用紧密结合起来，推动了中药学术的发展。李时珍曾高度评价张元素道："大扬医理，灵素之下，一人而已"。

中药煎服法历来就有严格讲究，下述医案中用"玉壶丸"治风痰头痛，妙在生南星、生半夏两味有一定毒性药物的用法，先滴水为丸，再用开水煮沸，又配以生姜汤送服，均是中药减毒存效之独特用法。

医案：玉壶丸合灸法治风痰头痛案

病头痛旧矣，发则面颊青黄，晕眩，目慵张而口懒言，体沉重，兀兀欲吐，此厥阴、太阴合病，名曰风痰头痛。以《局方》玉壶丸治之，更灸侠溪穴，旬愈。

生南星、生半夏各一两，天麻五钱，头白面三两，研为细末，滴水为丸如梧桐子大，每服三十丸。清水一大盏，先煎令沸，下药注五七沸，候药浮即熟，漉出放温。另以生姜汤送下，不计时服。

（选自《名医类案》卷六）

六、李杲医案二则

李杲（1180—1251），字明之，真定（今河北省正定）人，晚年自号东垣老人。李杲出生书香门第，天赋聪颖，李杲 20 岁时，母亲王氏患病，竟因众医杂治而死，李杲痛悔自己不懂医术而痛失母亲，遂立志学医。当时易水的张元素因医术高超，在燕赵一带享有盛名，李杲遂捐千金拜其为师。"杲幼岁好医药，时易人张元素以医名燕赵间，杲捐千金从之学"（《元史》）。经过数年的刻苦学习，李杲"尽得其学，益加阐发"，成为一代医家大宗。

李杲为"金元四大家"之一，为"补土派"创始人。他推崇"脾胃内伤，百病由生"，强调脾胃气虚，元气不足，阴火内盛，升降失常是产生多种内伤病症的缘由。因此，在治疗时，李杲将补脾胃、升清阳、泻阴火、调升降作为其治疗大法。补中益气汤是李杲创立的名验方之一，由人参、黄芪、白术、陈皮、升麻、柴胡、当归、炙甘草组成。在用药上有三个特点：其一，人参、黄芪、白术等补脾胃之气，以助肺气固皮毛；其二，用升麻、柴胡引清气上升，助长脾气升发之力；其三，用炙甘草既可补中又可泻火热，以防止阴火炽盛，耗伤正气。其中益气升阳为主，泻火为辅，适用于以气虚清阳不升为主者。若阴火炽盛之象较为明显，李杲又补充说："少加黄柏以救肾水，能泻阴中之伏火。如烦犹不止，少加生地黄补肾水，水旺而心火自降。"

对于苦寒泻火，或解表散火诸法，李杲认为不可久用，因为寒凉太过，可以耗损阳气。而苦寒太过，更易于伤胃，可导致脾胃更虚。而且非阴火炽盛时，不可选用。其选用泻火之法的目的，是用泻火之品将炽盛的阴火清降，以防止过炽的火热损伤元气，具有保护照顾元气的作用。选用泻火之品，使浊阴下降，又有利于脾胃之气的升发。

李杲虽非易水学派之起始人，然因在老师张元素的影响下，颇多创见，著述甚丰，故在易水学派中，影响较大，其著述有《内外伤辨惑论》《脾胃论》《兰室秘藏》《医学发明》《东垣试效方》《活法机要》等。

李杲的病案特色鲜明，医案 1 从诊脉开始，辨明脉象，再引《脉经》之论，发治病之道，再道出方名，言明药量，及至具体煎法、服法，事无巨细，如师在旁，一一而道来。医案 2 则示人：治病皆有大法，消渴为"燥热之气胜也"所病，故立"生津甘露饮子"治消渴，告知具体制作方法和舌舐服药法，并告知治疗结果是"以寿考终，后以此方治消渴诸症皆验"，令人读后即欲一试。

医案 1：补经固真汤治带下不止案

东垣治一妇，白带常下久矣，诸药不效。诊得心胞尺脉极微，白带寻流而不止，叔和八里脉[1]微，《脉经》云：崩中日久为白带，漏下多时骨亦枯，言崩中者，始病血崩不已，久下则血少，复亡其阳，故白滑之物，下流不止。是本经血海将枯，津液复亡，枯干不能滋养筋骨。以本部行经药为引用为使，以大甘油腻之药润其枯燥，而滋益津液，以大辛热之气味补其阳道，生其血，以苦寒之药泄其肺而救其上。热伤气，以人参补之，以微苦温之药为佐而益元气，名曰补经固真汤。其方柴胡根一钱，炙甘草一钱，干姜细末三钱，陈皮二钱，人参二钱，白葵花七个剪碎，郁李仁去皮尖、另研如泥一钱同煎，生黄芩一钱另入。左件除黄芩外，以水二盏，煎至一盏七分，再入黄芩同煎，至一盏，空心带热服之，候少时，早膳压之，一服而愈。

（选自《名医类案·卷十一·带下》）

医案 2：生津甘露饮子治消渴案

李东恒治顺德安抚张耘夫，年四十余，病消渴[2]，舌上赤裂，饮水无度，小便数多。李曰：消之为病，燥热之气胜也。《内经》云：热淫所胜，佐以甘苦，以甘泻之，热则伤气，气伤则无润，折热补气，非甘寒之剂不能。故以人参、石膏各二钱半，甘草生、炙各一钱，甘寒为君。启元子[3]云：滋水之源，以镇阳光，故以黄连三分，酒黄柏、知母、山栀各二钱，苦寒泻热补水为臣。以当归、麦冬、白芍、兰香各五分，连翘、杏仁、白芷各一钱，全蝎一个，甘辛寒和血润燥为佐。以升麻二钱，柴胡三分，藿香二分，反佐以取之。桔梗三钱，为舟楫，使浮而不下也。名之曰生津甘露饮子。为末，汤浸蒸饼和成剂，捻作饼子，晒半干，杵筛如米大，食后每服二钱，抄在掌内，以舌舐之，随津咽下，或白汤少许送下亦可。此治制之缓也。治之旬日良愈。古人消渴，多传疮疡，以成不救之疾，此既效，亦不传疮疡，以寿考终，后以此方治消渴诸症皆验。

（选自《卫生宝鉴》）

注：

[1] 八里脉：脉象分类法之一。《脉诀》把二十四脉分为七表、八里、九道三类。八里指微、沉、缓、涩、迟、伏、濡、弱八种脉。

[2] 消渴：泛指以多饮、多食、多尿、形体消瘦，或尿有甜味为特征的疾病。本

病在《内经》中称为"消瘅"。口渴引饮为上消，善食易饥为中消，饮一溲一为下消，统称消渴。

[3]启元子：王冰号，又作启玄子。约生于唐景云元年（710），唐宝应中（762—763）为太仆令，故称为"王太仆"。王冰少时笃好易老之学，讲求摄生，究心于医学，尤嗜《黄帝内经》，曾"于先生郭于斋堂，受得先师张公秘本"。自天宝九年（750）至宝应元年（762），历时12年之久，注成《素问》24卷，合81篇。王氏对运气学说很有研究，其理论见解记述于补入的七篇大论的注释中，为后世运气学说之本。他对辨证论治理论也有所发挥，如治疗元阳之虚，主张"益火之源，以消阴翳"。治疗真阴之竭，力主"壮水之主，以制阳光"。

七、陈自明医案一则

陈自明（1190—1270），字良甫，一作良父，晚年自号药隐老人，抚州临川（今属江西）人，汉族江右民系。三世中医之家，自幼随父学医，14岁即已通晓《内经》《神农本草经》《伤寒杂病论》等经典医学著作。

陈自明于嘉熙年间任建康（今南京）明道书院医学教授之职时，我国中医妇产科尚不完备，也没有专著。医书《大方脉》虽有涉及，但内容简略，或有论无方，或有方无论，医家难以为据。他认为"医之术难，医妇人尤难；医产中数症，则又险而难"。因此，潜心钻研中医妇产科，遍览医籍，博采众长，结合家传验方进行整理，于嘉熙元年（1237）编成我国最早的妇产科专著——《妇人大全良方》，共24卷。

陈自明还精通外科，于1263年著有《外科精要》3卷传于世。该书对治疗痈疽极有创见，认为"外科疮疡"不是单纯的局部病变，而是人体脏腑气血寒热虚实方面盛衰变化的后果。在治疗上，不能满足局部攻毒，而应内外兼治，服敷结合，治标与治本结合。

陈自明治学，非常刻苦认真，真如他自己所说"仆三世学医，家藏医书若干卷，既又遍行东南，所至必尽索方书以观，暇时闭关静室，翻阅涵泳，究及未合"，这是他学有成就的根本所在。他既不以世医而自恃，更不满足家藏的医书，而是怀着强烈的求知欲，遍行东南，到处索取方书以观，尤其"闭关静室，翻阅涵泳，究及未合"。这种深入钻研、博采众长、追求真理的精神，值得每位中医学者学习。他慧眼识证，下述医案从"六脉虽弱而两关差甚"发现端倪，条分缕析这种脉象的形成之理，纠正了前面两位医生的诊治错误，并且投一剂即效。此案之神，还在于据脉测证应有的"腹痛、吐泻之症"，竟旋即发生，不能不称其医术之神。

医案：附子理中汤治四肢厥冷案

开庆己未年七月间，裕斋马观文夫人曹氏，病气弱倦怠，四肢厥冷[1]，恶寒自汗，不进饮食。一医作伏暑[2]治之，投暑药；一医作虚寒治之，投热药，无效。召仆诊之，六脉虽弱而两关差甚。裕斋问曰：此何证也？仆答曰：以脉说之，六脉虽弱而两关独甚，此中焦寒也。中焦者，脾也。脾胃既寒，非特但有是症，必有腹痛、吐泻之症。今四肢厥冷，四肢属脾，是脾胃虚冷，无可疑也。答曰：未见有腹痛、吐泻之症，合用何药治之？仆答曰：宜用附子理中汤[3]。未服药间，旋即腹痛而泻，莫不神之。即治此药，一投而瘥[4]。

（选自《妇人大全良方·妇人中风》）

注：

[1] 厥冷：也叫手足逆冷、四逆，指手足四肢由下而上，冷至肘膝的症状。

[2] 伏暑：本病多发生于秋冬季节。发病急骤，起病即见有暑湿之邪内蕴的里热证候，出现卫气同病或卫营同病的证候。

[3] 附子理中汤：出自《三因极一病证方论》卷二，由大附子（炮，去皮、脐）、人参、干姜（炮）、甘草（炙）、白术各等分组成，主治五脏中寒、口噤、四肢强直、失音不语。

[4] 瘥：读音 chài，病愈。

八、罗天益医案三则

　　罗天益（1220—1290），字谦甫，元代真定路嵩城人（今河北嵩城县），另一种说法是真定（今河北正定）人。罗天益生活于金末元初，他的学术思想遥承于洁古，授受于东垣，又突出脏腑辨证、脾胃理论、药性药理运用的"易水学派"特色，是易水学派理论形成和发展过程中承前启后的一位重要医家。

　　罗天益幼承父训，有志经史，攻读诗书。长大后，遇乱世，遂弃儒习医。罗天益跟随当时的名医李杲学医数年，尽得其术。李杲身后，他整理刊出了多部李杲的医学著作，对传播"东垣之学"起到了重要作用。1251年后，他自师门回乡行医，以善治疗疮而显名，为元太医。元兵南下，罗天益一再随军征战，在军中还四处访师问贤，以提高医术。

　　晚年诊务之余，他以《内经》理论及洁古、东垣之说为宗，旁搜博采众家，于1281年撰写了《卫生宝鉴》24卷。该书理论上本于《素问》《难经》以求其因，并充分吸收李杲的"脾胃学说"及张元素、张璧、钱乙等医家的认识，围绕临证脏腑杂病的辨证论治理论进行系统阐发，具有鲜明的"易水学派"特色。

　　"药误永鉴"是《卫生宝鉴》中的主要内容之一，罗天益以病案形式，结合一个专题进行辨析，以警示后学及同行不要犯误治之错。医案1即结合具体病案，告诉了我们白虎汤三个禁忌证，并结合仲景经典，说明了用

四逆汤的道理；再以病人服药后的疗效，佐证他辨证论治的准确。医案 2
结合一被误治的病案，告诉我们阳证、阴证的临证区别要点，最后再结合
病人的具体脉证，辨别真热假寒，而施以大黄、芒硝之类急下而一剂取
功。治病之要诀，在明白"阴阳"二字，读此案始信也。医案 3 依据《内
经》"中气不足，溲便为之变，肠为之苦鸣"及"寒气客于肠胃之间，则
卒然而痛，得炅则已"之旨，选择"甘辛大热之剂"，3 剂即起效，启示学
习经典的重要性。

医案 1：四逆汤治自利腹痛案

省掾曹德裕男妇，二月初病伤寒八九月，请罗治之。脉得沉细而微，
四肢逆冷，自利腹痛，目不欲开，两手常抱腋下，昏嗜卧，口舌干燥。乃
曰：前医留白虎加人参汤一帖，可服否？罗曰：白虎虽云治口燥舌干，若
执此一句，亦未然。今此证不可用白虎者有三：《伤寒论》云：立夏以前，
处暑以后，不可妄用，一也；太阳证无汗而渴者，不可用，二也；况病人
阴证悉具，其时春分尚寒，不可用，三也。仲景云：下利清谷，急当救
里，宜四逆汤。遂以四逆汤五两，加人参一两，生姜十余片，连须葱白九
茎。水五大盏，同煎至三盏，去渣，分三服，一日服之。

至夜利止，手足温；翌日，大汗而解。继以理中汤数服而愈。

（选自《名医类案·伤寒》卷一）

医案 2：下法治烦躁便秘案

静江府提邢李君长子，年一十九，至元壬午四月间，病伤寒九日。医
者作阴证治之，与附子理中丸数服，其症增剧。别易一医作阳证，议论差

互，不敢服药。李君亲来邀请予为决疑，予避嫌辞。李君泣拜而告曰：太医若不一往，犬子只待死矣。不获已，遂往视之。坐间有数人。予不欲直言其证，但细为分解，使自忖度之。

凡阳证者，身须大热而手足不厥，卧则坦然，起则有力，不恶寒，反恶热，不呕不泻，渴而饮水，烦躁不得眠，能食而多语，其脉浮大而数者，阳证也。凡阴证者，身不热而手足厥冷，恶寒蜷卧，面向壁卧，恶闻人声，或自引衣盖覆，不烦渴，不欲食，小便自利，大便反快，其脉沉细而微迟者，皆阴证。

诊其脉沉数得六七至，其母云夜来叫呼不绝，全不得睡，又喜冰水。予闻其言，阳证悉具，且三日不见大便，宜急下之。予遂秤酒煨大黄六钱，炙甘草二钱，芒硝二钱，水煎服之。

至夕下数行，燥粪二十余块，是夜汗大出。翌日又往视之，身凉脉静矣。

（选自《卫生宝鉴·阴证阳证辨》卷二十四）

医案 3：扶阳助胃汤治胃脘痛案

崔云卿，男，25 岁。因过食寒凉食物及寒凉药，又值以砒霜治疟重伤脾胃，中气虚损，胃脘当心而痛，腹痛肠鸣，反复发作，久治不愈，手足不温，面色青黄不泽，情思不乐，恶人烦冗，饮食减少，微饱则心下痞闷，呕吐酸水，发作疼痛，冷汗时出，气促，闷乱不安，须人额相抵而坐，少时易之。予思《内经》云：中气不足，溲便为之变，肠为之苦鸣。又曰：寒气客于肠胃之间，则卒然而痛，得炅则已。炅者，热也，非甘辛大热之剂不能愈。予扶阳助胃汤：炮干姜一钱半，楝、参、草蔻仁、炙甘草、官桂、白芍各一钱，陈皮、白术、吴茱萸各五分，炮附子二钱，益智仁五分，生姜三片，大枣二枚。服此方3剂，痛减过半，病势已去。后配合灸中脘、足三里等穴，口服还少丹[1]而愈。

（选自《卫生宝鉴》）

注：

[1]还少丹：出自《杨氏家藏方》卷九，由山茱萸、怀山药、茯苓、熟地、杜仲、怀牛膝、肉苁蓉、楮实子、小茴香、巴戟天、枸杞子、远志、菖蒲、五味子、大枣等组成。具有温肾补脾，养血益精功效。主治脾肾虚损，腰膝酸痛，阳痿遗精，耳鸣目眩；精血亏耗，肌体瘦弱，食欲减退，牙根酸痛，神疲乏力，健忘怔忡，白浊早泄等证。

九、朱丹溪医案一则

朱丹溪（1281—1358），名震亨，字彦修，义乌（今浙江义乌市）赤岸人。他所居的赤岸村，后改为丹溪村。人称"丹溪先生"或"丹溪翁"。朱丹溪倡导滋阴学说，创立"滋阴派"，和刘完素、张从正、李东垣一起被尊称为"金元四大医家"。

朱丹溪的堂曾祖朱杓，精通医学，著有《卫生普济方》，重医德。堂祖父叔麒，宋咸淳进士，晚年从事医学，医德十分高尚，他们均对丹溪有一定的影响。朱丹溪30岁时，母亲患病而"众工束手"，因此他发愤学医，刻苦钻研《素问》等书，"缺其所可疑，通其所可通"，克服了学习上的种种困难，经过5年的勤奋苦学，亲手治好了母亲的疾病，并提出"古方治今病焉能吻合"的法论。

朱丹溪45岁时，拜杭州罗知悌为师。罗知悌精于医，得刘完素真传，旁参张从正、李东垣两家，曾以医侍宋理宗。罗知悌对朱丹溪既有理论的传授，又有实践的教诲，使朱丹溪的医术有了长足的进步。朱丹溪经过长期不断的实践，总结出一个重要的论点，即"阳常有余，阴常不足"，提倡滋阴降火之法，善用滋阴降火之剂，为创立后来的滋阴学派奠定了坚实的基础。

朱丹溪著书立说的态度十分严谨，至67岁时，著《格致余论》一书，共收医论42篇，充分反映其学术思想。

　　由于他医术高明，治病往往一帖药就见效，故人们又称他为"朱一帖""朱半仙"。但朱丹溪又布衣蔬食，清修苦节，有求医者"无不即往"，虽百里之远弗惮也，其医德之高令人钦佩。朱丹溪精于脉诊，所选医案凭脉辨证，再用滴水之器类比，说明吐法治隆闭之妙。此法也就是后世所说的"提壶揭盖"法，即用宣肺或升提的方法通利小便。清代名医张志聪曾治疗一个患水肿而癃闭[1]（小便不通）的病人，此前已看过不少医生，那些医生大多使用八正散等利小便的方药给病人，反而越治小便越不通，肿也越来越严重了。张志聪仿丹溪的提壶揭盖法，以防风、苏叶、杏仁各药等分为剂，水煎后温服，使病人出汗，小便即通，水肿全消。

医案：吐法妙治隆闭案

　　一男子病小便不通，医治以利药益甚。丹溪诊之，脉右寸颇弦滑，曰此积痰病也。积痰在肺，肺为上焦而膀胱为下焦，上焦闭则下焦塞，譬如滴水之器，必上窍通而后下窍之水出焉。乃以药大吐之，吐已病如失。

（选自《中医内科急症医案辑要》）

注：

[1]癃闭：又称小便不通、尿闭，是以小便量少、点滴而出，甚则闭塞不通为主症的一种疾患。

十、虞抟医案一则

　　虞抟（1438—1517），字天民，自号华溪恒德老人，浙江义乌人，明代中期著名医学家。《金华府志》中载："义乌以医名者，代不乏人，丹溪之后，唯抟为最。"

　　虞抟私淑朱丹溪，从阴阳互根、气血互生的道理，进一步阐明"阴"的重要性。他认为气血皆有"阴"作物质基础，而"阴"又常不足，无疑当补。

　　虞抟年幼即"习举子业，博览群书，善记育，能诗"。年轻时，因母多病，立志学医。潜心研读中医经典，传承丹溪医理。其医药以丹溪为宗，集张仲景、孙思邈、钱乙、李杲诸家之精华，融会贯通，从而建立起一整套系统的医学理论。虞抟的曾祖父虞诚斋受业于元代名医朱丹溪门下，得师尊亲诲良多，医术甚精。其父虞南轩年轻时就潜心攻读医书，医术精湛，并以"不为良相，则为良医"为座右铭，医德甚高。其兄虞怀德也同样精于岐黄之术。虞抟幼年时，患腐骨病，怀德亲自检方，尽心护理，虽浓血臭污而不顾，历三月，病痊愈。故虞抟之家，谓为"医学世家"，名副其实。

　　虞抟承祖父家学，继丹溪遗风，博采众长，自有独创，尤精于脉理，"诊人死生无不验"。使用肠溶剂或用器械灌肠治疗便秘，疗效甚佳。

　　明宪宗成化二十三年（1487）初春，虞抟的长嫂何氏，年57岁，突患中风，跌倒在地，不省人事，全身僵直，嘴唇紧闭，不能言语，滴水不进，喉咙里发出像拉锯似的混浊响声。虞抟闻讯赶至急救，诊其脉象为"六脉浮大弦滑，左甚于右"。于是，虞抟用藜芦末一钱，加麝香少许，制成汤药，灌入鼻窍。不一会，何氏连吐痰液一升左右，神志开始清醒，身体也略能转动。接着，虞抟又给她煎小续命汤并倍加麻黄，连服2次，让她和衣覆被而睡，出汗后人渐苏醒，能转身活动。但右手、右脚尚不能活动，说话迟缓不畅。后又以东垣导滞丸、二陈汤，加芍药、防风等多种药物服用治疗，终使语言、行动皆灵活如初，活至64岁才得他病而卒。乡人称赞虞抟医术精湛超群，"不啻华佗，扁鹊再生"。

虞抟的长兄虞修德，70岁时患小便不通，持续20余日，用尽各种办法，毫无效果，痛苦不堪。虞抟得知后，就地采摘地肤草，洗净捣汁给其服用而获效，被人美赞"虽施至微之物，而有起死回生之功"。

虞抟一生著述甚丰，有《医学正传》8卷、《方脉发蒙》6卷，还有《证治真铨》《苍生司命真复方》《百字吟》《半斋稿》等医学著作。《医学正传》是一部中医综合性著作，该书遵《内经》《脉经》之要旨，旁采历代医学之宏论效方，秉承家传，傍通己意而成。全书内、外、妇、儿、口齿各科俱备，收载近百种病证，每病为一个门类，病下设论、脉法、方法几个项目，有理，有法，有方，有药，有按，有案。

虞抟治病，擅长从细微处辨别病证真伪，并据证果断用药。下述医案即力纠前医之错，力排众医之议，从左右脉之差异而推出病机，用李东垣的"补中益气汤[1]"加味，以热治热，令人叫绝。

医案：补中益气汤治内伤发热案

一人三十余，九月间因劳倦发热。医作外感治，用小柴胡、黄连解毒、白虎[2]等汤，反加痰气上壅、狂言不识人、目赤上视、身热如火，众医技穷。八日后，虞诊六脉数疾七八至，右三部豁大无力，左略弦而芤。虞曰：此病先因中气不足，又内伤寒凉之物，致内虚发热；因与苦寒药太多，为阴盛格阳之证。幸元气稍充，未死耳。以补中益气加熟附二钱，干姜一钱，又加大枣、生姜煎服。众医笑曰：此促其死也。黄昏时服一剂，痰气遂平而熟寐。伊父曰：自病不寐，今安卧鼻声如平时。至夜半方醒，始识人，而诸病皆减。又如前再与一剂，至天明得微汗，气和而愈。

（选自《名医类案·内伤》）

注：

[1] 补中益气汤：出自李东垣的《脾胃论》，由黄芪、白术、陈皮、升麻、柴胡、人参、甘草、当归组成。具有补中益气，升阳举陷之功效。主治脾虚气陷证。症见饮食减少，体倦肢软，少气懒言，面色萎黄，大便稀溏，舌淡，脉虚；以及脱肛、子宫脱垂，久泻久痢，崩漏等。

[2] 白虎汤：出自张仲景的《伤寒论》。中医认为，"白虎"为西方金神，对应着秋天凉爽干燥之气。方以白虎命名，喻其解热作用迅速，就像秋季凉爽干燥的气息降临大地一样，能一扫炎暑湿热之气。

十一、汪机医案三则

　　汪机（1463—1539），字省之，别号石山居士，安徽省祁门县人。世代业医，祖父汪轮、父亲汪渭均为当地名医。汪机少时勤攻经史，后因母亲长期患病，多方医治无效，遂弃科举，转从其父学医。他努力钻研诸家医学经典，取各家之长，融会贯通，医术日精，很快便青出于蓝而胜于蓝。不仅治愈了母亲头痛、呕吐的顽疾，且"行医数十年，活人数万计"，《明史·李时珍传》中说："吴县张颐、祁门汪机、杞县李可大、常熟缪希雍，皆精医术。"

　　汪机平时十分注意汇集前人著述，并加以整理。如《推求师意》一书，原为明初戴思恭所撰，后刊本已不易复见，汪机"睹其本于歙县，始录之以归，祁门人陈桷校而刊之"；又《脉诀刊误》一书，流传不广，歙人朱升虽有抄本，但"被视为秘典，不轻以示人"，汪机闻讯后，即"备重赀，不远数百里，往拜其门，手录以归"。经补缺正讹后，予以刊刻，使此书得以广为流传。

　　汪机一生究心医学，撰写医学著作，直至古稀之年，仍刻意钻研，勤耕不辍。其著述态度相当谨严，如《伤寒选录》历经数十年始完成，《医学原理》亦历 8 年而成，朝究暮绎，废寝忘食。其中影响较大者，首推《石山医案》。此为门人陈桷"取机诸弟子所记机治疗效益，衰为一集"，全书 3 卷，尤其是《营卫论》一篇，提出了固本培元学说，奠定了新安医学流派的理论基础。

医案 1，通过反复推敲病脉形成之理而得出"阴虚火动"病机，治疗时又创造性地运用补气药人参，在熟地、当归的引导下达到补阴目的，是其主张的"营卫一气"学术观点的运用；医案 2 从脾虚论治经水不断，医案 3 从肾虚论治水肿，说明"治病必求于本"，为医者当时记之，免犯"虚虚实实"之错。

医案 1：妙用参芪治腹痛案

罗某，年五十余，形瘦而黑，理疏而涩，忽病腹痛，午后愈甚。医曰：此气痛也。治以快气之药，痛益加。又曰：午后血行阴分，加痛者血滞于阴也。煎以四物汤加乳、没，服之亦不减。诣居士诊之，脉浮细而结，或五七至一止，或十四五至一止。经论止脉渐退者生，渐进者死。今止脉频则反轻，疏则反重，与《脉经》实相矛盾。居士熟思少顷，曰得之矣。止脉疏而痛甚者，以热动而脉速，频而反轻者，以热退而脉迟故耳，病属阴虚火动无疑，且察其病，起于劳欲。劳则伤心而火动，欲则伤肾而水亏。以人参、白芍补脾为君，熟地、归身滋肾为臣，黄柏、知母、麦门冬清心为佐，山楂、陈皮行滞为使，人乳、童便或出或入，唯人参渐加至四钱或五钱，遇痛进之即愈。或曰：诸痛与瘦黑人及阴虚火动，参、芪并在所禁，今用之固效，谓何？居士曰：药无常性，以血药引之则从血，以气药引之则从气，佐之以热则热，佐之以寒则寒，在人善用之耳。况人参不特补气，亦能补血，故曰血虚气弱，当从长沙而用人参是也。所谓诸痛不可用参芪者，以暴病形实者言耳。罗君年逾五十，气血向虚矣，不用补法，气何由行，痛何由止？经曰：壮者气行则愈是也。或者唯唯。

（选自《石山医案·附录》）

医案 2：从脾胃不足治经水不止案

一妇身瘦面黄，旧有白带，产后忧劳，经水不止五十余日，间或带下，心前热，上身麻，下身冷，背心胀，口鼻干，额角冷，小便频而多，大便溏而少，食则呕吐，素厌肉味，遣书示病如此。予曰：虽未见脉，详其所示，多属脾胃不足。令服四君子汤加黄芩、陈皮、神曲、归身二帖，红止白减。复以书示曰：药其神乎！继服十余帖，诸症悉除。

（选自《石山医案·中卷》）

医案 3：从脾肾两虚治水肿案

黄某，年三十余。病水肿，面光如胞，腹大如箕[1]，脚肿如槌[2]，饮食减少。居士诊之，脉浮缓而濡，两尺尤弱。曰：此得之酒色，宜补肾水。家人骇曰：水势如此，视者不曰通利，则白渗泄，先生乃欲补之水，不益剧耶？曰：经云水极似土，正此病也。水极者，本病也；似土者，虚象也。今用通利渗泄而治其虚象，则下多亡阴，渗泄耗肾，是愈伤其本病而增土湿之势矣。岂知亢则害、承乃制之旨乎？遂令空腹服六味地黄丸，再以四物汤加黄柏、木通、厚朴、陈皮、参、术。煎服十余帖，肿遂减半，三十帖痊愈。

（选自《石山医案·附录》）

注：
[1] 箕：扬米去糠的器具。
[2] 槌：敲打用的棒，大多一头较大或呈球形。

十二、薛己医案五则

薛己（1486—1558），字新甫，号立斋。吴郡（今江苏苏州市）人。薛己幼承家学，得父薛铠之传。原为疡医，后以内科成名。正德年间，选为御医，擢太医院制。嘉靖初，为太医院使，后因事告归。

薛己为中医温补学派之先驱，继承了李东垣补土学派的补土培元体系。认为盖脾胃为气血之本，阳气虚弱，弱而不能生阴血者，宜用六君子汤。阳气虚寒而不能生阴血者，犹需用六君子汤加炮姜；若胃土燥热而不能生阴血者，则宜四物汤；脾胃虚寒而不能生阴血者，当用八味丸。东垣"饮食自伤，医复妄下，清气下陷，浊气不降，随之而生也"，就是由于胃脘之阳不能升举，陷入中焦之故。治疗当用补中益气升其清阳，使其浊气得降而不治自安。这种脾胃升降失常的观念，薛立斋把它应用到饱食致血崩的血症中治疗，认为这种证候亦往往是因为伤了脾气，下陷于肾，与相火相合，温热下迫所致。治疗当用甘温之剂，调理脾气，使气血归经而自止，反对乱用凉血止血之药物。

薛己的另一个学术经验是继承滋阴学派而来的肾与命门学说。认为察其无火，便当用八味丸，即益火之源以消阴翳之法。如察其无水，便当用六味丸，是为壮水之主以镇阳光。左尺脉虚弱而细者，是肾水之真阴不足，宜用六味丸。右尺脉沉迟或沉细而数欲绝者，是命门真火之常亏，宜用八味丸。至于两尺微弱，是阴水阳火俱虚，当用十补丸。

薛己著有《内科摘要》等专著，这是我国医学史上第一部以"内科"命名的学术专著，主要记录了薛己内科杂病医案，均以虚损病证为主，是薛己重视温补学术思想的重要反映。医案1，用东垣补中益气汤治痿证，乃《内经》"治痿独取阳明"之运用也。医案2一是用了培土生金法，二是用了补命门火而培土的方法，乃《内经》"治病必求于本"的运用；医案3用八味丸温补治烦渴，阴阳同补，补阴为主，阳中求阴；医案4从肝木乘脾治泄泻，用小柴胡加山栀、炮姜、茯苓、陈皮，合左金，乃仲景之法也；医案5则示人治痿要慎用风药，而应以补益为主的道理。

医案 1：补中益气汤治痿证案

外舅年六十余，素善饮，两臂作痛，恪服祛风治痿之药，更加麻木。发热，体软，痰涌，腿膝拘痛，口噤语涩，头目晕重，口角流涎，身如虫行，搔起白屑，始信。谓余曰：何也？余曰：臂麻体软，脾无用也；痰涎自出，脾不能摄也；口斜语涩，脾气伤也；头目晕重，脾气不能升也；痒起白屑，脾气不能营也。遂用补中益气加神曲、半夏、茯苓，三十余剂，诸症悉退，又用参术煎膏治之而愈。

（选自《内科摘要》）

医案 2：培土生金法治咳嗽案

司厅陈国华，素阴虚，患咳嗽，以自知医，误用发表化痰之剂，不应；用清热化痰等药，其症愈甚。余曰：此脾肺虚也。不信，用牛黄清心丸，更加胸腹作胀，饮食少思，足三阴虚症悉见。朝用六君、桔梗、升麻、麦门、五味，补脾土以生肺金；夕用八味丸，补命门火以生脾土，诸症渐愈。经云：不能治其虚，安问其余？此脾土虚不能生肺金而金病，复用前药而反泻其火，吾不得而知也。

（选自《内科摘要》）

医案 3：加减八味丸治烦渴案

州同韩用之，年四十有六，时仲夏，色欲过度，烦热作渴，饮水不绝，小便淋沥，大便秘结，唾痰如涌，面目俱赤，满舌生刺，两唇燥裂，遍身发热，或时如芒刺而无定处，两足心如烙，以冰折之作痛，脉洪而无伦。此肾阴虚，阳无所附而发于外，非火也。盖大热而甚，寒之不寒是无水也。当峻补其阴，遂以加减八味丸料一斤，内肉桂一两，以水顿煎六碗，冰冷与饮，半晌已用大半，睡觉而食温粥一碗，复睡至晚，乃以前药温饮一碗，乃睡至晓，食热粥二碗，诸症悉退。翌日畏寒，足冷至膝，诸症仍至，或以为伤寒。余曰：非也，大寒而甚，热之不热，是无火也。阳气亦虚矣，急以八味丸一剂，服之稍缓，四剂诸症复退。大便至十三日不通，以猪胆导之，诸症复作，急用十全大补汤[1]数剂方应。

（选自《内科摘要》）

医案 4：从肝木乘脾治泄泻案

太守朱阳山，因怒，腹痛作泻，或两胁作胀，或胸乳作痛，或寒热往来，或小便不利，饮食不入，呕吐痰涎，神思不清。此肝木乘脾土。用小柴胡加山栀、炮姜、茯苓、陈皮，合左金，一剂而愈。

（选自《内科摘要》）

医案 5：从肝肾亏虚治疗痿证案

　　吾师金宪高如斋，自大同回，谓余曰：吾成风病矣。两腿逸则痿软而无力，劳则作痛如针刺，脉洪数而有力。余告之曰：此肝肾阴虚火盛，而致痿软无力，真病之形，作痛如锥，邪火之象也。用壮水益肾之剂而愈。先生曰：向寓宦邸，皆以为风，恨无医药，若服风剂，岂其然哉，乃吾之幸也。窃谓前症，往往以为风疾，彻用发散，而促其危者多矣。

（选自《内科摘要》）

注：

[1] 十全大补汤：出自《太平惠民和剂局方》，由人参、肉桂（去粗皮）、川芎、地黄（洗、酒蒸，焙）、茯苓（焙）、白术（焙）、炙甘草、黄芪、当归、白芍药组成。功能温补气血。治诸虚不足，五劳七伤，不进饮食；久病虚损，时发潮热，气攻骨脊，拘急疼痛，夜梦遗精，面色萎黄，脚膝无力；一切病后，气不如旧；忧愁思虑，伤动血气，喘嗽中满，脾肾气弱，五心烦闷等症。

十三、万密斋医案一则

万密斋（1499—1582），原名万全，生于罗田（今属湖北）大河岸，是我国明代嘉靖至万历年间与李时珍齐名的著名医学家。其家世医，祖父兰窗公，号杏坡，以幼科闻名乡里，惜早卒。父万筐，号菊轩，继承祖志仍为小儿医，成化六十年（1480）因兵荒客于罗田，后娶妻生子，遂定居于罗田，以其术大行于世，远近闻名，人称万氏小儿科。

万密斋原是个廪生[1]，然科场失意，遂立志从医。由于他家世代以"医药济世"，再加上本人刻苦钻研，勤于总结，因而其医疗水平进步很快，尤精于切脉、望色。对儿科、妇科、内科杂病均有精深的研究。在儿科方面，他在家传的十三方基础上归纳出小儿三种病因，提出不滥吃药，以预防为主的方针，颇有创见。在小儿的生理与病理方面提出"三有余、四不足"之说，即"肝常有余，心常有余，阳常有余，脾常不足，肺常不足，肾常虚，阴常不足"。他发明的"万氏牛黄清心丸[2]"，至今仍是治小儿急惊风的良药。在女科方面，崇尚"培补气血，调解脾胃"的学术。

万密斋总结、整理了祖辈和自己的临床实践经验，写出了数十卷很有价值的医学著作。每写一卷，他的弟子就辗转传达手抄，流行全国各地。其著作已印行的有《万氏家传育婴秘诀》《万氏家传广嗣纪要》《万氏家传妇女科》《万氏家传痘疹心法》《万氏家传伤寒摘锦》《万氏家传保命歌括》《万氏家传幼科发挥》《万氏家传玉痘疹》等十部。这些书均收入《四库全书》，颁行天下。据《万氏家谱》记载，还有37种著作未付印，现除《万氏秘传外科》和《万氏家传点点经》两部外，余均失传。

万密斋除承继家学外，更以《内经》《难经》为宗，精研《脉经》《本草》，博采仲景、河间、东垣、丹溪诸家之说，兼通内、妇、儿科及养生之学，医术日精，噪闻于隆庆万历年间，活人甚众。他医德高尚，反对巫医惑乱，奉行"老吾老以及人之老，幼吾幼以及人之幼""视人之子如己之子"，治病不记嫌隙宿怨，不论贫富贵贱，同情劳苦，施医赠药，深受民众爱戴。下述医案记述不厌其烦，非常详细，既分析了咳嗽久治不愈原因，也分析了医生和患者之间要互相信任的问题，读来耐人寻味。

医案：润肺降火茅根汤治小儿咳嗽案

监生[3]胡笃庵滋，元溪翁之子也。辛丑方四岁，二月间患咳嗽。因与吾不合，请医张鹏素，所用者，以葶苈治之，随止随作。四月间咳甚，又请医甘大用，治以五拗汤，渐止复作，更迭用药，咳不得止，秋益甚，咳百十声，痰血并来，至九月加重，事急矣。不得已，欲请予治。乃筮之，得蹇之渐，其辞曰：大蹇朋来，遂请予往。余以活人为心，不记宿怨。视其外候，两颊微赤，山根[4]赤，准头红；视其内证，果咳声连至百十，气促面赤，痰先出而血随之，痰血既来，其咳方定。问其所起之时，曰自二月有之。问其所服之药，曰某用葶苈丸，某用五拗汤[5]。予细思之，此病起于春初，春多上升之气，木旺金衰，法当抑肝补脾，以资肺之化源，以葶苈泻肺，此逆也；夏多火热，火旺金败，法当清心养肺，治以寒凉，反以五拗汤甘热之药，犯用热远热之戒，此再逆也。今秋气宜降矣，而上气急者，春升之令未退也，必与清金降火、润肺凉血，非三五十剂不效也。乃告之曰：令郎之病肺有虚火，幸过秋深，金旺可治，吾能愈之，假以一月成功。元溪曰：何太迟也。曰：病经八月无效，公不曰迟，而以一月为迟何哉？又思予虽用心，彼终不安，乃语元溪云：请置一簿，自初服药日起，某日服某药，某日加减某药。彼闻之喜，终有疑心。因制一方，天麦门冬、知贝母、桔梗、生甘草、陈皮（去白）、枳壳、阿胶、片芩、苏叶水煎，取茅根自然汁和饮之。五剂后，咳减十之七，口鼻之血止矣。元溪终不释疑，又请医万绍治之。或谓予曰：他不要尔，尔可去矣。予曰：彼只一子，非吾不能治也，吾去彼再不复请也，误了此儿，非吾杀之，亦吾过也。虽然，且看万绍用何方，用之有理吾去之。如又误，必力阻之，阻之不得，去未迟也。乃语元溪云：令郎之病，吾今治之，将好一半矣，如何又请他人？彼云：有病众人医，恐一人之见有限也。予曰：然。绍立一方，以防风、百部、杏仁、桑白皮之类。予谓绍曰：王好古《汤液本草》，风升生例，防风居先，此儿肺升不降，肺散不收，防风、百部岂可并用耶？绍云：防风、百部治咳嗽之神药也。元溪从旁和之云：他是秘方。予曰：吾为此子忧，非相妒也。故抚其子之头曰：且少吃些，可怜疾之复作奈何？嘱毕，不辞而退。元溪略不介意，是日服绍药，才一小杯，咳复作，气复促，血复来如初。其子泣曰：吾吃万先生药好些，爷请这人来，要毒杀我。其妻且怒且骂，元溪始悔。亲至大用之家，予被酒困，坐待夜半方醒，元溪拜谢，祈请之心甚切。予叹曰：早听吾言，不有此悔，要我调治，必去嫌疑之心，专付托之任，以一月为期。至家，邓夫人取白金五两，权作利市，小儿好时，再补五两，不敢少，望先生用心。予曰：只要专信我用我，使我治好了，不在谢之多少也。至此专心听信，依旧照日立方，血止后，去芩、栀，加冬花、五味；咳止后，以参苓白术散调之。凡十七日而安如旧。谢归。因名其方曰：润肺降火茅根汤。今吾子等用之皆效。

（选自万全《幼科发挥》）

注：

[1] 廪生：明清两代称由公家给以膳食的生员为禀生，又称"廪膳生"。明初生员有定额，皆食廪。其后名额增多，因谓初设食廪者为廪膳生员，省称"廪生"。明孔贞运《明兵部尚书节寰袁公墓志铭》："孙二，长赋诚，廪生，娶李氏。"

[2] 万氏牛黄清心丸：由牛黄、朱砂、黄连、黄芩、栀子、郁金组成。具有清热解毒，镇惊安神之功效。主治热入心包，热盛动风证。症见高热烦躁、神昏谵语及小儿高热惊厥等。

[3] 监生：是国子监学生的简称。国子监是明清两代的最高学府，按照规定，必须贡生或荫生才有资格入监读书。所谓荫生即依靠父祖的官位而取得入监的官僚子弟，此种荫生亦称"荫监"。监生也可以用钱捐到的，这种监生，通称"例监"，亦称"捐监"。

[4] 山根：指两目内眦间的部位，《东医宝鉴》卷一："印堂之下曰山根。"

[5] 五拗汤：由麻黄（不去根节）、杏仁（不去皮尖）、荆芥（不去梗）、桔梗（蜜水拌炒）、甘草组成，出自《证治准绳·幼科》集之九。具有宣肺发表，止咳化痰之功效。

十四、李时珍医案一则

李时珍（1518—1593），字东璧，晚年自号濒湖山人，湖北蕲春县蕲州镇东长街之瓦屑坝（今博士街）人，明代著名医药学家。后为楚王府奉祠正、皇家太医院判，去世后朝廷敕封为"文林郎"，后世尊称其为"药圣"。

李时珍祖父是草药医生，父亲李言闻是当时名医，曾任职太医院。当时民间医生地位低下，生活艰苦，其父不愿李时珍再学医药。李时珍14岁时随父到黄州府应试，中秀才而归，但李时珍自幼热爱医学，并不热衷于科举，其后曾三次应试均不第，遂弃儒学医，钻研医学。23岁随其父学医，医名日盛。

李时珍自1565年起，先后到武当山、庐山、茅山、牛首山及湖广、安徽、河南、河北等地收集药物标本和处方，并拜渔人、樵夫、农民、车夫、药工、捕蛇者为师，参考历代医药等方面书籍925种，"考古证今、穷究物理"，记录了上千万字札记，弄清许多疑难问题，历经27个寒暑，三易其稿，于明万历十八年（1590）完成了192万字的巨著——《本草纲目》。

《本草纲目》凡16部、52卷，全书收纳诸家本草所收药物1518种，在前人基础上增收药物374种，合1892种，其中植物1195种；共辑录古代药学家和民间单方11096则；书前附药物形态图1100余幅。《本草纲目》吸收了历代本草著作的精华，尽可能地纠正了以前的错误，补充了不足，并有很多重要发现和突破。这是中国 16 世纪前最为系统、完整、科学的医药学著作。

《本草纲目》不仅为中国药物学的发展做出了重大贡献，而且对世界医药学、植物学、动物学、矿物学、化学的发展也产生了深远的影响。先后被译成日、法、德、英、拉丁、俄、朝鲜等十余种文字在国外出版。书中首创了按药物自然属性逐级分类的纲目体系，这种分类方法是现代生物分类学的重要方法之一，比现代植物分类学创始人林奈的《自然系统》早了一个半世纪，被誉为"东方医药巨典"。

李时珍对脉学及奇经八脉也有研究，著述有《奇经八脉考》《濒湖脉学》等著作。其中的《濒湖脉学》为李时珍晚年所著，语言简明，论脉清晰，不但把临床复杂脉象总结、归纳成基本的 27 种脉象，而且还把脉象、相类脉鉴别、脉象主病等皆以韵文歌括形式撰述，便于诵记，因此流传甚广，历来备受医家推崇。

下述医案运用牵牛末治愈一长期便秘（肠结[1]病）患者，令人叫绝，示人中医辨证的重要性，否则任尔攻补都难取效矣。

医案：牵牛末治便秘案

李时珍治一宗室，年几六十，平生苦肠结病，旬日一行，甚于生产，服养血润燥药则泥膈不快，服硝、黄通利药则若罔知，如此三十余年矣。诊其人体肥，膏粱而多忧郁，日吐酸痰碗余乃宽，又多火病。此乃三焦之气壅滞，有升无降，津液皆化为痰饮，不能下滋肠腑，非血燥比也。润剂留滞，硝、黄徒入血分，不能通气，俱为痰阻，故无效也。乃用牵牛末、皂角膏丸与服，即便通利。自是但觉肠结，一服就顺，亦不妨食，且复精爽。盖牵牛能走气分，通三焦，气顺则痰逐饮消，上下通快矣。

（选自《续名医类案·卷二十·大便不通》）

注:

[1]肠结：指以腹痛、呕吐、腹胀、便秘为主要表现的内脏痹病类疾病。多因腹部手术损伤，或实邪内积，使肠体活动异常而搏结不通，气机阻塞所致。

十五、孙一奎医案三则

　　孙一奎（1522—1619），字文垣，号东宿，别号生生子，安徽休宁人。孙一奎为汪石山的再传弟子，自幼聪颖，好学勤求，远历湘、赣、江、浙等地，广询博采，访问名贤，探冥搜奇，历三十年，为人决死生多有效验，临证投剂屡起沉疴，名噪当时。

　　孙一奎兼取众家，对理论研究十分重视，尤其对命门、三焦的论述颇有见地，强调命门为肾间动气，有名而无形。命门动气为生生不息的生命之根；三焦亦有名而无形，为原气之别使，主持相火。故其临床十分推崇命门、三焦元气的保护与治疗，对于气虚中满、癃闭、遗尿等病的论治多用温补三焦法，后世学者将其归属于"温补派"。

　　孙一奎先后著有《赤水玄珠》《医旨绪余》《孙文垣医案》，后来合称为《赤水玄珠全集》。"赤水玄珠"之名，取自象罔得珠[1]故事，对后世医学界产生了重要影响。

　　孙一奎治病，首重明证。认为"凡证不拘大小轻重，俱有寒、热、虚、实、表、里、气、血"八个字，且病变多有始同而终异的情况，故治法不可执一而无权变。基于这种指导思想，他指出时医对内伤发热、虚损、血证等滥用苦寒，畏投甘温的偏弊。他十分重视三焦元气的保护和治疗，既反对滥用寒凉，又指出了过用辛热、疏导及渗利之剂的危害，认为不但纯阴苦寒之剂可致脾胃虚弱，元气损耗，而且"若用辛香散气，燥热伤气，真气耗散"，或疏导太过，也可耗损元气。若淡渗过剂，也多致肾气夺伤。由于三焦为原气之别使，又为"相火之用"，故凡命门原气不足，或相火衰弱，可出现三焦元气不足之证。其病变有气上不纳，水谷不化，清浊不分等情况。在三焦病变中，孙氏对下元虚寒尤为重视。其论气虚中满、肾泄等症，认为皆属下焦元气虚寒。又如癃闭、遗溺、小便失禁诸症，亦或与之有关。同时，对于下消及肾不纳气的治疗，孙氏又注意精气同治。

医案 1 和医案 2 均从温补法取胜，一治下消，一治口疮，是孙一奎擅用温补的有力佐证。医案 1 用"釜盖"因"水气不得上升"而干的生活事例巧妙地说明了温补下焦治消渴的道理；医案 2 在病人服药后出现"舌肿大"反应后，并没有妄自否定自己的判断，而是进一步详细询问有没有其他的干扰因素，结合脉象，而得出是"寒凉敷药所致""闭其毒气，毒无从出故耳"，并采取"桂调姜汁涂之"而治愈，提示医生在辨证准确的前提下，要有定力，不要为外界因素干扰。此案亦为不可多得的"闭门留寇"案，值得细玩。医案 3，抓住病人"大便秘，脉则六部皆滑大有力"而辨为痰厥头痛，并最终用半夏、巴豆霜下法获胜。全案步步为营，乘胜追击，终获全胜。

医案 1：温补下焦法治下消案

一书办年过五十，糟酒纵欲无惮，忽患下消之症，一日夜小便二十余度，清白而长，味且甜，少顷凝结如脂，色有油光。治半年不验，腰膝以下皆软弱，载身不起，饮食减半，神色大瘁，脉之六部大而无力。书云：脉至而从，按之不鼓，诸阳皆然，法当温补下焦。以熟地黄六两为君，鹿角霜、山茱萸各四两，桑螵蛸、鹿角胶、人参、白茯苓、枸杞子、远志、菟丝子、怀山药各三两为臣，益智仁一两为佐，大附子、桂心各七钱为使。炼蜜为丸，梧桐子大，每早晚淡盐汤送下七八十丸，不终剂而愈。或曰：凡云消者皆热证也。始公具方，人多议之，今果以温补成功，此何故哉？予曰：病由下元不足，无气升腾于上，故渴而多饮，以饮多，小便亦多也。今大补下元，使阳气充盛，熏蒸于上，口自不干。譬之釜盖，釜虽有水若底下无火，则水气不得上升，釜盖干而不润，必釜底有火，则釜中水气升腾，熏蒸于上，益才湿润不干也。予已详著《医旨绪余》中，兹不多赘。

（选自《孙一奎医案·二卷·一书办下消》）

医案 2：附子理中汤治口疮案

汪东之手谈过劳，口中生疮，凡进大苦大寒之剂，十余日疮益甚，延及于喉，药食难进。脉之六部俱豁大无力。有专科欲敷口疳药，令以荆芥汤洗而引之，搅出稠涎二三碗倾于地，偶二鸡争啄之，立毙，其毒如此，亦症之奇者。乃嘱其用药，只可吹入喉中，必俟喉全好，然后敷舌，舌好再敷口唇，毋得概敷，令毒无出路，反攻入喉，则误事矣。谓其父曰：此虚阳口疮也，非附子理中汤不可救。曰：疮乃热证，况上身已热，又天时酷暑，大热之剂，其敢进乎？曰：此阴盛格阳之证，误服寒凉激之，试探尔两足必冷，按之果然。遂与人参、白术各三钱，大附子、炮姜、炙甘草各一钱，水煎冷服。

服后即醋睡达旦，次早能食粥半盏，足膝渐暖，药仍如旧。适散步午归，见举家号恸曰：本热病，误服热药，今舌肿大，塞满口中，不能言语，不可为矣。骇其骤变，再脉之，则六脉敛而有神，面色亦和，独舌胀大，心知为寒凉敷药所致也。乃诘之曰：今日可用（过）敷药否？曰：已二次矣。令急取官桂研末五钱，以生姜自然汁调涂舌上。徐讫则涕泪流出，口内涎垂，舌顿消去。即令取粥与食，使压之，庶虚火不再升。

　　盖舌满胀者，乃敷药寒凉，闭其毒气，毒无从出故耳。以桂调姜汁涂之，辛散之义也。

（选自《续名医类案·口》卷十七）

医案3：从痰厥治头痛案

　　蔡东川令眷，患头痛，痛如物破，发根稍动则痛延满头，晕倒不省人事，逾半时乃苏，遍身亦作疼，胸膈饱闷，饮汤水停膈间不下，先一日吐清水数次，蛔虫三条。原为怒起，今或恶风或恶热，口或渴或不渴，大便秘，脉则六部皆滑大有力。予曰：此痰厥头痛症也，先以藿香正气散[2]止其吐；继以牛黄丸[3]、黑虎丹[4]清其人事，头仍疼甚；又以天麻、藁本各三钱，半夏二钱，陈皮、白芷、薄荷、麻黄、生姜、葱白煎服，得少汗而头痛少止，至晚再服之，五更痛止大半而人事未清。予谓此中焦痰盛，非下不可，乃用半夏五钱，巴霜一分，面糊为丸。每服三十丸，生姜汤送下，下午大便行三次，皆稠黏痰积也。由此饮食少进，余症差可，唯遍身仍略疼，改用二陈汤加前胡、石膏、藁本、薄荷、枳壳、黄芩、石菖蒲，调理而安。

（选自《赤水玄珠》）

注:
　　[1]象罔得珠：出自《庄子·天地》。黄帝游乎赤水之北，登乎昆仑之丘而南望。还归，遗其玄珠。使知索之而不得，使离朱索之而不得，使吃诟索之而不得也。乃使象罔，象罔得之。黄帝曰："异哉，象罔乃可以得之乎？"

　　[2]藿香正气散：藿香正气散是宋代官方确定的成方，主要由藿香、苏叶、白芷等十多味中药组成，有解表和中、理气化湿功效。虽多用于外感风寒、内伤湿滞及四时感冒，但对夏季暑湿感冒效果尤为显著。夏季湿气较盛，湿伤于头目，则头昏、头痛；伤于中焦脾胃则胸膈痞闷、脘腹胀满，或呕或吐；伤于下焦则引发便溏或泄泻。

　　[3]牛黄丸：出自《圣惠方》，由牛黄、犀角屑等多药组成，功能是清热、镇惊、消炎。适用于高热昏迷、神昏谵语、痰浊壅塞、牙关紧闭，不省人事；目赤唇焦，痉厥抽搐、癫痫、惊风、瘾疹不露等症。

　　[4]黑虎丹（丸）：出自《圣济总录》。具有利头目，化痰涎，定肢体疼痛之功效。主治风气。症见痹证，肢体顽麻疼痛，关节肿胀，屈伸不利，舌苔白腻，脉滑等。

十六、王肯堂医案二则

王肯堂（1549—1613），字宇泰，一字损仲，号损庵，自号念西居士，金坛（今属江苏）人。王肯堂出身于官宦之家，父亲王樵是进士出身，官至刑部侍郎。王肯堂平生好学，天资聪颖，工书法，擅石刻，娴习文史；酷爱医学，留心医药方术，博览医著药书。他常秉灯夜读，求教各方名医，甚至投苏州名医薛延卿门下当药店伙计，学开药方。返回家乡后，他又遍收民间秘方，求教当地祖传"土郎中"，整理成帙。其父认为有害举业，遂戒止之。万历十七年（1589）中进士，选为翰林检讨，官至福建参政。与传教士利玛窦有往来。万历二十年（1592）因上书直言抗倭，被诬以"浮躁"降职，遂称病辞归。重新精研医理，居家期间，他边疗民疾，边撰医书，曾成功地为一位眼窝边生毒瘤的患者行切除术，做过落耳再植术，"以惊驱惊"治愈一富家子弟因科举得中，惊喜过度而得的精神病。

王肯堂著有《证治准绳》44卷，是集明代以前医学之大成的不朽巨著，历11年始著成，"博而不杂，详而有要""因证论治，尤能不偏不倚，而归于平正"，故为历来医家所推崇。又编《古今医统正脉全书》205卷，收集、整理中国古代医学文献44种，为祖国的医学保存许多有价值的珍贵资料。还著有《针灸准绳》、《医学正宗》、《医镜》4卷、《医论》4卷、《律例笺释》、《念西笔尘》等书，其中《尚书要旨》《念西笔尘》收入《四库全书》。

医案 1，王肯堂治其妹患乳痈重病，各方名医皆束手无策，他判断为"产后毒气乘虚而炽"，力主黄芪托里汤，重用黄芪等补气养血，结合连翘等清热解毒，又制青霞散等外用，内外合治，终挽回其妹一病。王肯堂也因此一举成名，名震乡里，延诊求方者，庭户常满。医案 2，仅从"夫劳饿而发，饱逸则止"而判断其为"虚证"，仅"饮以十全大补汤一剂而胸痛止"，令人叹服。

医案 1：黄芪托里汤治乳痈案

庚午余自秋闱归，则亡妹已病。盖自七月乳肿痛不散，八月火针取脓，医以十全大补汤与之，外敷针箍散不效，反加喘闷。九月产一女，溃势益大，两乳房烂尽，延及胸胁，脓水黏稠，出脓几六七升，略无效势。十一月始归就医，医改用解毒和中平剂，外掺生肌散、龙骨、寒水石等剂，脓出不止，流溅所及，即肿疱溃脓，两旁紫黑疮口十数，胸胁下皆肿溃，不可动侧，其势可畏。余谓产后毒气乘虚而炽，食多服黄芪，解毒补血，益气生肌。而医鉴前弊不敢用。十二月中旬后益甚，疮口廿余，诸药尽试不效，始改用余药。时脓秽黏滞，煎楮叶猪蹄汤沃之，顿爽。乃制一方，名黄芪托里汤。

黄芪甘温以排脓，益气生肌为君；甘草补胃气解毒、当归身和血生血为臣；升麻、葛根、漏芦为足阳明本经药，及连翘、防风皆散结疏经；瓜蒌仁、黍黏子解毒去肿；皂角刺引至溃处；白芷入阳明败脓生肌；又用川芎三分及肉桂、炒柏为引。每剂入酒一盏煎，送白玉霜丸疏脓解毒。时脓水稠黏方盛未已，不可遽用龙骨等药。理宜追之，乃制青霞散外掺，明日脓水顿稀，痛定秽解，始有向安之势。至辛未新正，患处皆生新肉，有紫肿处，俱用葱熨法，随手消散。但近腋足少阳分尚未敛，乃加柴胡一钱，青皮三分及倍用川芎；脓水已尽者，即用戴糁散掺之。至元宵后遂全安。

（选自《重订灵兰要览·乳痈》卷下）

医案 2：十全大补汤治胸痛案

王肯堂治韩敬堂，患胸膈痛，脉洪大而涩，用山栀、赤芍、通草、麦芽、香附、归、芎煎，加姜汁、竹沥、韭汁、童便之类饮之而止。一日劳倦忍饥，痛大发，亟邀王至，入室问，曰：晨起痛甚，不能待矣。服家兄药，下咽如刀割，痛不可忍，此何意也。曰：非得二陈、平胃、紫苏之属乎。曰：然。曰：是则何怪乎其增病也，夫劳饿而发，饱逸则止，知其虚也。饮以十全大补汤一剂而胸痛止。

（选自《续名医类案》）

注：

[1]青霞散：出自《灵兰要览》，由飞青黛、乳香、没药、韶粉、海螵蛸、枯矾、白蔹、寒水石、冰片、红粉霜、杏仁组成。主治痈疽溃烂、脓多不敛者。

十七、张介宾医案二则

　　张介宾（1563—1640），字会卿，号景岳，别号通一子，浙江会稽（今浙江绍兴）人。明代杰出医学家，温补学派的代表人物。

　　张景岳家境富裕，从小喜爱读书，广泛接触诸子百家和经典著作。其父张寿峰是定西侯门客，素晓医理，故张景岳幼时即得以接触岐黄之学，有机会学习《内经》。13岁时，张景岳随父到北京，从师京畿名医金英学习。青年时广游于豪门，结交贵族。惜当时上层社会盛行理学和道家思想。张景岳闲余博览群书，思想多受其影响，通晓易理、天文、道学、音律、兵法之学，对医学领悟尤多。可能受先祖以军功立世的激励，他壮岁从戎，参军幕府，游历北方，足迹及于榆关（今山海关）、凤城（今辽宁凤城市）和鸭绿江之南。惜当时北京异族兴起，辽西局势已不可为。数年戎马生涯无所成就，功名壮志"消磨殆尽"，而亲老家贫终使其尽弃名利之心，遂解甲归隐，潜心于医道，"专为良医"医技日进，名噪一时，被人们奉为"仲景、东垣再生"。57岁时返回南方，专心从事临床诊疗，著书立说。

　　张景岳早年推崇丹溪之学。朱丹溪处于《局方》盛行的时代，医者每多滥用辛热燥烈药物而致伤阴劫液，故朱氏以"阳有余，阴不足"立论。明代医学界河间、丹溪的火热论、相火论占统治地位，更有时医偏执一说，保守成方，不善吸取精华，反而滥用寒凉，多致滋腻伤脾、苦寒败胃，成为医学界的时弊。

张景岳私淑温补学派前辈人物薛己，针对朱丹溪之"阳有余，阴不足"创立"阳非有余，真阴不足"的学说，创制了许多著名的补肾方剂。

张景岳对《内经》前后研习近 30 年，认为《内经》是医学至高经典，学医者必应学习。但《内经》"经文奥衍，研阅诚难"，确有注释的必要。中年著作《类经》，其编撰"凡历岁者三旬，易稿者数四，方就其业"，分经文为十二类、若干节，条理井然，便于查阅，其注颇多阐发，是学习《内经》重要的参考书。张景岳还编撰了《类经图翼》和《类经附翼》，对《类经》一书中意义较深、言不尽意之处，加图详解，再附翼说。

医案 1 以镇阴煎滋水潜阳，并用冷服之法，治疗阴盛格阳所致的喉痹[1]。医案 2 自创大厘清饮治癃闭案，均一剂即起效，可见"中医不是慢郎中"，全在医家辨证用药之准确与否。"不是中医不行，而是我自己不行"，信矣！

医案 1：滋水潜阳法治喉痹案

张景岳治王蓬雀，年出三旬，患喉痹十余日，头面浮大，喉头粗极，气急声哑，咽肿口疮，痛楚之甚。一婢倚背，坐而不卧者累日矣。察其脉，则细数弱微之甚。问其言，则声微似不能振者。所服，皆芩、连、栀、柏之类。此盖伤阴而起，复为寒凉所逼，致寒甚于下，格阳于上，水饮难入，而尤畏烦热。张曰：危哉！少迟半日，必不救矣。遂与镇阴煎[2]，以凉水顿冷，徐徐使咽之，一服头颈肿痛尽消。继用五福饮[3]之类，数剂而起。

（选自《续名医类案》卷 18）

医案 2：大厘清饮治癃闭案

张景岳治董翁，年六旬，资禀素壮，因嗜火酒，致湿热聚于太阳，忽病腰痛不可忍，至求自尽。诊六脉皆甚洪滑，且小水不通，而膀胱胀急，遂以大厘清饮[4]倍加黄柏、龙胆草，一剂小便顿下，腰痛如失。

（选自《续名医类案》卷十九）

注：

[1]喉痹：最早见于帛书《五十二病方》。《素问·厥论》曰："手阳明少阳厥逆，发喉痹，嗌肿。"现指因外邪犯咽，或邪滞于咽日久；或脏腑虚损，咽喉失养；或虚火上灼，咽部气血不畅所致。以咽部红肿疼痛，或干燥，有异物感，咽痒不适等为主要表现的咽部疾病。

[2]镇阴煎：由熟地、牛膝、炙甘草、泽泻、肉桂、制附子组成，出自《景岳全书》卷五十一。

[3]五福饮：由人参、熟地黄、当归、白术（炒）、炙甘草组成，出自《景岳全书》卷五十。

[4]大厘清饮：由茯苓、泽泻、木通、猪苓、栀子、枳壳、车前子组成。出自《新方八阵·寒阵》。治积热闭结，小水不利；或致腰腹下部极痛；或湿热下利，黄疸溺血，邪热蓄血，腹痛淋闭等证。

十八、喻昌医案四则

喻昌（1585—1664），字嘉言，号西昌老人，江西新建（今江西南昌）人。喻昌少年读书，以治举子业。崇祯年间，以选送贡生进京，但无所成就。后值清兵入关，于是转而隐于禅，后又出禅攻医，往来于南昌、靖安等地。后喻氏又移居江苏常熟，医名卓著，与张路玉、吴谦齐名，号称"清初三大家"。

喻昌著有《寓意草》《尚论篇》《尚论后篇》《医门法律》等学术专著。其对医案颇有研究，撰有专文讲述医案的书写，认为病案必书"某年某月某地县，人年纪若干，形之肥瘦长短若何，色之黑白枯润若何，声之清浊长短若何，人之形志苦乐若何，病始何日，初服何药，次后再服何药，某药稍效，某药不效，时下昼夜孰重，寒热孰多，饮食喜恶多寡，二便滑涩无有，脉之三部九候何候独异，二十四脉中何脉独见，何脉兼见；其症或内伤，或外感，或兼内外，或不内外，依经断为何病；其标本先后何在，汗吐下和寒温补泻何施；其药宜用七方中何方，十剂中何剂，五气中何气，五味中何味，以何汤名为加减和合；其效验定于何时。一一详明，务令丝毫不爽。"

喻昌还提出了"先议病后议药"的观点，这是对某些中医重药轻医，甚则"废医存药"观点的有力回击。喻昌认为："治病必先识病，识病然后议药。"因为"药者，所以胜病者也。识病，则千百药中，任举一二种，用之且通神；不识病，则歧多而用眩。凡药皆可伤人，况于性最偏驳者乎？！"他看到当时的弊病："习医者众，医学愈荒，遂成一议药不议病之世……而且庸师还以模棱迎合之术，妄为拟议，追药之不效，多言于无药。非无药也，可以胜病之药，以不识病情，而未敢议也。"这种不求其本，妄议其末的情景，都是由于不重视经典著作，不研究医学理论所造成的。要想破除这种偏向，纠正时弊，只有："议病精详，病经议明，则有是病，即有是药；病千变，药亦千变。且勿论造化生心之妙，即某病之以某药为良，某药为劫者，至是始有定名；若不论病，则药之良毒善恶，何从定之哉。"

　　因此，喻昌之医案，论病多详，启人智慧。医案 1，从"其脉沉数有力"而得出系"阳邪陷入于阴之证"，施以逆流挽舟法，选用人参败毒散[1]。又采用了特别的服用方法，结果效若桴鼓，不过 10 天就治愈了病人的痢疾。而同样的一个久痢病人，医生也用了人参败毒散，但劳而无功，喻昌认为其是"服法"不到位所致。可见同样一张处方，用法不当则有时也严重影响效果。医案 2 用四逆汤治真寒假热，全在凭脉辨证而取效。医案 3 用麻黄附子细辛汤合附子泻心汤，一解其在表阴阳之邪，一解其在里阴阳之邪，仅用药两剂，就起死回生，为医者又怎能不快哉呢！医案 4，用旋覆代赭汤[2]治胃中气虚案，则告诉为医者，病情是不断变化的，治疗疾病当"药随证转"，不能固执一方。

医案 1：逆流挽舟法治休息痢案

　　周信川年七十三，平素体坚，不觉其老，秋月病痢，久而不愈。至冬月成休息痢，一昼夜十余行，面目浮肿，肌肤晦黑，求治于余。诊其脉沉数有力，谓曰：此阳邪陷入于阴之证也。吾当以法治之，尚可痊愈，明日吾自袖药来面治。于是以人参败毒散本方煎好，用厚被围椅上坐定，置火其下；更以布条卷成鹅蛋状，置椅褥上，殿定肛门，使内气不得下走。然后以前药滚热与服，良久又进前药，遂觉皮间有津津微润；再溉以滚汤，教令努力忍便，不得移身。如此约二时之久，皮间津润总未干，病者心躁畏热，忍不可忍，始令连被卧于床上。是晚止下痢二次，已后改用补中益气汤，一昼夜止下三次，不旬日而痊愈。盖内陷之邪，欲提之转从表出，不以急流挽舟之法施之，其趋下之势，何所底哉！闻王星宰世兄患久痢，诸药不效，苏郡老医进以人参败毒散，其势差减，大有生机，但少此一段干旋之法，竟无成功。故凡遇阳邪陷入阴分，如久疟、久痢、久热等症，皆当识此意，使其缓缓久久透出表外，方为合法。若急而速，则恐才出又入，徒伤其正耳。

（选自《寓意草·辨痢疾种种受症不同随证治验》）

医案2：四逆汤治真寒假热案

徐国祯伤寒六七日，身热目赤，索水到前复置不饮，异常大躁，将门牖洞启，身卧地上，辗转不快，更求入井。一医汹汹，急以承气与服。余诊其脉，洪大无伦，重按无力。谓曰：此用人参、附子、干姜之证，奈何认为下证耶？医曰：身热目赤，有余之邪躁急若此，再以人参、附子、干姜服之，逾垣上屋矣。余曰：阳欲暴脱，外显假热，内有真寒，以姜、附投之，尚恐不胜回阳之任，况敢纯阴之药重劫其阳乎？观其得水不欲咽，情已大露，岂水尚不欲咽，而反可咽大黄、芒硝乎？天气燠蒸，必有大雨，此证顷刻一身大汗，不可救矣。且既认大热为阳证，则下之必成结胸，更可虑也。唯用姜、附，所谓补中有发，并可以散邪退热，一举两得。至稳至当之法，何可致疑？吾在此久坐，如有差误，吾任其咎。于是以附子、干姜各五钱，人参三钱，甘草二钱，煎成冷服，服后寒战，戛齿有声。以重绵和头覆之，缩手不肯与诊，阳微之状始著。再与前药一剂，微汗热退而安。胡卣臣先生曰：雄辩可谓当仁。

（选自《寓意草·辨徐国祯伤寒疑难急证治验》）

医案 3：麻黄附子细辛汤合附子泻心汤治春温案

金鉴春月病温，误治二旬，酿成极重死症，壮热不退，谵语无伦。皮肤枯涩，胸膛板结，舌卷唇焦，身蜷足冷，二便略通，半渴不渴，面上一团黑滞。从前诸医所用之药，大率不过汗下和温之法，绝无一效，求救于余。余曰：此症与两感伤寒无异，但两感证日传二经，三日传经已尽即死。不死者，又三日再传一周，定死矣。此春温证不传经，故随邪气留连不退，亦必多延几日，待元气竭绝乃死。观其阴证阳证，两下混在一区，治阳则碍阴，治阴则碍阳，与两感证之病情符合。仲景原谓死证，不立治法。然曰发表攻里，本自不同。又谓活法在人，神而明之，未尝教人执定勿药也。吾有一法，即以仲景表里二方为治。虽未经试验，吾天机勃勃自动，忽生变化，若有鬼神相助，必可效也。于是以麻黄附子细辛汤，两解其在表阴阳之邪，果然皮间透汗而热全清。再以附子泻心汤，两解其在里阴阳之邪，果然胸前柔活，人事明了，诸症俱退。次日即思粥，以后竟不需药。只此二剂，而起一生于九死，快哉。

医案 4：旋覆代赭汤治胃中气虚案

岵翁公祖，自春月论耳鸣后，见昌执理不阿，知为可用。至冬初以脾约便艰，再召诊视。进苁蓉、胡麻、山药、首乌等，四剂即润，盖缘肠中少血多风，与药适宜，故效敏耳，自是益加信悦。时沐枉驾就问，披衷相示，冬进偶因饱食当风，忽然一吐，倾囊而出，胃气大伤。随召诊间，体中微似发热，左关之脉甚大。自云始先中脘不舒，今觉气反攻左，始用梨汁不投，今用蔗浆稍定，不知此何证也？昌因断曰：此虚风之候也。以胃中所受之水谷，出尽无留，空虚若谷，而风自内生。兼肠中久蓄之风，乘机上入，是以胃中不安。然风入于胃，治以甘寒，梨汁蔗浆，俱甘寒对症之物。而一效一不效者，又可知胃中气虚已极，不耐梨性之达下，而喜蔗性之和中也。于是以甘寒一派之药定方，人参、竹沥、麦门冬、生地黄之属。众议除参不用，服后腹中呱呱有声，呕出黄痰少许，胸中遂快。次日大便亦通，症似向安。然有可怪者，本是胃经受病，而胃脉反不见其病，只是上下两旁心、肾、肝、肺之脉。时时另起一头，不安其常。因为剖心争论，谓此非上下两旁之见病端也。乃中央气弱，不能四迄，如母病而四子失乳，故现饥馁之象耳。观公祖自云，口中之味极淡。又云水到喉管，即注住不肯下行。明明是胃中之气不转，宿水留住喉间，不能更吞新水耳，宜急用四君子汤以理胃气，则中央之枢轴转，而四畔之机关尽利；喉间之水气不逆，而口中之淡味亦除矣。如不见信，速请明者商之，不便在此羁时误事也。然而言过激烈，反怪为故意惊骇，改召二医。有谓中风者，有谓伤寒者，见各不同。至于人参之不可用，则同声和之。谓症之轻而易疗，则同力担之。微用发表之药，即汗出沾濡，又同口赞之。曾罔顾已竭之胃气，追之实难，反开关而纵之去。于是气高神荡，呃逆不休矣。再侥幸而投黄连一剂，将绝之系，加极苦以速其绝。二医措手不及，复召昌至，则脉已大乱。如沸如羹，频转频歇，神昏不醒，身强莫移。年寿间一团黑滞，其气出则顺，而入必哕。通计昼夜一万三千五百息，即得一万三千五百哕矣。二医卸祸，谓昌前所议四君子汤，今始可用。吁嗟，呼吸存亡，尚图雍容樽俎乎。据理答之曰，气已出而不入，再加参术之腻阻，立断矣。唯有仲景旋覆代赭石一方，可收神功于百一，进一剂而哕势稍减，二剂加代赭石至五钱，哕遂大减。连连进粥，神清色亮，脉复体轻。再用参、苓、麦冬、木瓜、甘草，平调二日，遂康复如初。此盖祖翁少时纯朴不凋，故松柏之姿，老而弥进，非尽药之功能也。即论药，亦非参之力，乃代赭坠参下行之力也。祖翁病剧，问昌何为不至，及病间，见昌进药，即鼓勇欣尝，抑何见知之深耶，而昌亦得借汤药以行菽水[3]之事，快矣，快矣！

注：

[1]人参败毒散：由羌活、独活、前胡、柴胡、甘草、人参、茯苓、桔梗、枳壳、川芎、生姜、薄荷等组成，出自《和剂局方》。具有发汗解表，散风祛湿功效。用于外感风寒湿邪，憎寒壮热，头痛项强，肢体酸痛，无汗，脉浮紧，苔白滑者；又如时疫、痢疾、疟疾、疮疡等若有上述表证者，也可用。

[2]旋覆代赭汤：由旋覆花、半夏、甘草、人参、代赭石、生姜、大枣组成，出自《伤寒论》。具有降逆化痰，益气和胃功效。主治胃气虚弱，痰浊内阻。症见心下痞硬，噫气不除，或反胃呕逆，吐涎沫，舌淡苔白滑，脉弦而虚。

[3]菽水：豆与水。比喻粗劣清淡的饮食，喻生活清苦。语出《礼记·檀弓下》："子路曰：'伤哉！贫也！生无以为养，死无以为礼也。'孔子曰：'啜菽饮水尽其欢，斯之谓孝'。"后常以"菽水"指晚辈对长辈的供养。

十九、李中梓医案三则

李中梓（1588—1655），字士材，号念莪，又号尽凡，上海浦东惠南镇人。李中梓幼年时因屡试不第，加之体弱多病，乃弃仕途而学医。他悉心钻研医学名家的著作，深得其中精要，成为一代名医。

李中梓治学，博采众长而反对偏执一家。他十分重视阴阳水火的相互关系，认为阴阳水火是万物之本，而于人身之中即是气血。水火宜交不宜分，水火的升降出入，运动不已，推动了万物的生长和发展。在水火阴阳的关系中，阴虽根于阳，阳虽根于阴，然阴阳二者，阳于生命活动尤为重要。既然阳于人体如此重要，因此，气血阴阳俱虚者，补气补阳当在其先，提出"气血俱要，而补气在补血之先；阴阳并需，而养阳在滋阴之上"的观点。李中梓重阳气的思想，与张介宾之说虽为一致，但张介宾重阳气主张温补肾命，而李中梓强调补气补阳药的运用，注重脾肾治理。

江苏金坛名医王宇泰，年已八十，患脾泄。根据一般医理，泄病宜补，岂知愈补病势愈重。他便求教于李中梓，李中梓问明病源后对他说："你体肥多痰，愈补愈滞，病当然不会好了，应反其常规，用迅利药物涤之。"王听后称赞说："当世之医，唯你我两人，你开方子，我服药，有何疑哉！"李中梓于是用巴豆霜给老医生服用，果然泄下许多痰涎，病也好了。

李中梓所撰辑的《内经知要》和《医宗必读》两书有执简驭繁的特

点，其中《内经知要》将《素问》《灵枢》的重要内容分成道生、阴阳、色诊、脉诊、藏象、经络、治则、病能八篇，概括了中医学的基础理论；《医宗必读》则扼要地叙述了疾病的症、因、脉、治，且阐述了自己对某些问题的独到见解。两书深受后世医家的重视，常列为师授带徒的启蒙读本。

医案 1，示人诊病的重要性。凡一病必有一主方，因系肺胀，故而选仲景"越婢加半夏汤[1]投之，一剂而减，再剂而愈"。医案 2，结合时令，诊断为"飧泄"[2]。加用风药治泄，用"升阳除湿汤[3]加人参"三剂即愈。医案 3，常规治痢，总在清肠化湿，但李中梓从"脉大而数，按之豁然"及"腹痛而喜手按，小便清利"，断为"火衰不能生土，内真寒而外假热也"，用"附子理中汤，冰水与服，一剂而痛止，六剂而热退食进"，令人叫绝！

医案 1：越婢半夏汤治肺胀案

患者孙芳其令嫒，久嗽而喘，凡顺气化痰、清金降火之剂，几于遍尝，绝不取效。一日喘甚烦躁，视其目则胀出，鼻则鼓扇，脉则浮而且大，肺胀无疑矣。以清热之剂清肺热，散壅滞，消痰火，开表以宣肺，遂以越婢加半夏汤投之。一剂而减，再剂而愈。

（选自《医宗金鉴》）

医案 2：升阳除湿汤治飧泄案

大宗伯董云宰，夏初水泄，完谷不化，曾服胃苓汤[4]及四君子汤，不效。经云：春伤于风，夏生飧泄，谓完谷也。脾胃虚弱，受风飧泄，宜以风药胜湿；久泻伤阴，辅以益气养阴之品。用升阳除湿汤，加人参二钱，三剂顿止。

（选自《医宗金鉴》）

医案 3：从真寒假热治痢疾案

李士材治孙潇湘夫人，下痢四十日，口干发热，饮食不进，腹中胀闷，完谷不化。尚有谓邪热不杀谷者，计用香、连、枳壳、豆蔻、厚朴等三十余剂，绝粒五日，命在须臾。诊之，脉大而数，按之豁然，询得腹痛而喜手按，小便清利，此火衰不能生土，内真寒而外假热也。亟煎服附子理中汤，冰水与服，一剂而痛止，六剂而热退食进。兼服八味丸，二十余日霍然起矣。

（选自《续名医类案·卷八·痢》）

注：

[1] 越婢（加）半夏汤：由麻黄、石膏、生姜、大枣、甘草、半夏等组成，出自《金匮要略》卷上。

[2] 飧泄：本病是清气不升，肝郁脾虚所致。临床表现有大便泄泻清稀，并有不消化的食物残渣（完谷不化），肠鸣腹痛，脉弦缓等。

[3] 升阳除湿汤：由当归、独活、蔓荆子、防风、炙甘草、升麻、藁本等组成，出自《兰室秘藏》卷中。

[4] 胃苓汤：由苍术（泔浸）、陈皮、厚朴（姜制）、甘草（蜜炙）、泽泻、猪苓、赤茯苓（去皮）、白术、肉桂组成。具有化湿和胃，利水止泻作用。

二十、张璐医案一则

张璐（1617—1699），字路玉，晚号石顽老人，江南长州人（今江苏苏州）。出身于仕宦之家，自幼习儒，兼攻医学，明亡后弃儒业医，隐居太湖洞庭山中10余年，悉心钻研医术。晚年回到苏州故里，开医馆，济苍生，曰张氏医馆。去世后，传承至其子张登、张倬，乾隆四年，由扬州八怪郑板桥为张氏医馆题写碑匾曰"苏轩堂"。与喻昌、吴谦齐名，被称为清初三大医家之一。

张璐十分反对"伤寒以攻邪为务，杂病以调养为先"的世俗之见。认为攻邪调养，在各类病中均有侧重，两法在伤寒与杂病中可以互相应用。盖伤寒之病虽为邪气主病，但邪气存在必然徒伤正气，导致正气虚衰，因而伤寒一病，亦可根据其临床表现，采用杂病扶正之法。反之杂病亦有因邪而至者，亦可依据伤寒攻邪之法加以治疗。

张璐注重舌诊在伤寒辨治方面的应用，对以后温病学的发展，产生一定的影响。对杂病的治疗，重视辨证，擅长温补，成为明清时期温补学派的医家之一。

张璐业医六十余年，孜孜不倦，及至老年，仍认真做学问，故一生著述颇多。著有《伤寒缵论》《伤寒绪论》《伤寒兼证析义》《张氏医通》《千金方衍义》《本经逢原》《诊宗三昧》等。

所选医案用独参汤治吐血重症。瘀血不去，出血不止。张璐见其"瘀结之物"已去，认为"正宜峻补"，这是血证用独参汤的关键所在。患者脉数疾无力，判断为虚阳上越，所以敢于猛进独参汤，并巧妙地运用肉桂、炮姜从治之，并加童便反佐以取之。这种识病真切，抓住重点，大病用大药，疗效卓著，实堪师法。此案亦提示中医也可治疗急症、重症，中医不是"慢郎中"。

医案：独参汤治吐血案

钱曙昭，久咳吐血，四五日不止，不时烘热面赤，或时成盆成碗，或时吐粉红色痰，至夜则发热自汗。一夕吐出一团瘀血，形如鱼肠，杂于鲜血之中，临晚骤吐不已，神气昏昏欲脱，灌童子小便亦不止。同道相商无策，因思瘀结之物既去，正宜峻补之时，遂猛进独参汤稍定，缘脉数疾无力，略加肉桂、炮姜、童便少许，因势利导（指反佐），以敛虚阳之逆。一夜中尽参二两，明晨其势稍定，血亦不来，而糜粥渐进，脉息渐和。改用六味丸作汤，调补真阴，半月而安。

（选自《张氏医通》卷五）

二十一、郑重光医案二则

　　郑重光（1638—1716），字在辛，又字素圃，晚年号完夫，歙县中山人。幼年饱受疾病磨难，乃发奋学医。上溯轩岐，下迄清初，莫不精心钻研，并虚心向名家和前辈讨教，仔细思索，以求其所以然。临证谨慎周详，擅治伤寒、温病。寄籍江苏仪征、扬州等地，名噪一时。《扬州府志》载："仪征人，始居瓜洲，继迁府城（扬州）。""其医克绍吴普（华佗弟子）、许叔微之脉，其不在滑寿下。"《仪征县志》载："殁数十年，黄童白叟无不知其名字。"

　　郑重光在学术上重视阳气，他认为："夫人身命之所系，阴与阳而已。阴阳和而生意遂焉，偏胜则害，汤液所以救其偏而和之也。"他否定了朱丹溪的"阳常有余，阴常不足"论："自朱丹溪殿于张刘李三家之后，成一家之言而为之说，引日月之盈亏，以喻阳常有余，阴常不足，遂印定后人耳目，专事苦寒以伐真阳。呜呼，夫人身气血之所偏，而率皆阳盛而阴虚也，丹溪之治亦无误焉？不然！真阳既亏，而复甚之苦寒以伐之，其亦不仁甚矣。经曰：阴平阳秘，精神乃治。又曰：阴阳离决，精气乃绝。夫曰平，则不欲过盛可知；曰秘，则当宝护可知；曰离决乃绝，则阴精不独绝可知，阳气亦离决可知。然则圣言具在，司民命者且必专事苦寒以伐真阳也耶？张介宾有言：刘朱之论不息，轩岐之泽不彰。辞虽过激，用意良深。"素圃认为，阴"曰平，则不欲过盛可知"，阳"曰秘，则当宝护可知"。

郑重光在《伤寒证辨》对"阴火"的认识也比较独到:"人身阳不尽不死,阴不胜不病,故贱阴而贵阳。阳因汗越则益燥,再服苦寒,阳气愈消则致耳聋、昏睡似少阳;冷极于内,逼阳于外,则发为阴斑似热;下冷,阳厥于上,则渴而欲饮,肾水凌心则舌黑;太阴寒,津液不上输,则舌黑而燥似火;少阴寒水上逼心火,则发声为笑似痰;寒不外解,传入厥阴,则下利脓血似痢;寒中肝,则气上逆而吐血;形寒饮冷伤肺则咳似虚劳;寒中太阴,宜温胃,误消克则伤阳而传少阴;腐气本于肾,肾邪逼真气上出于口,则口臭似胃热;寒气上参阳部,则胸背胀,妇人往往有之似肝气。凡此阴证似阳,皆宜凭之以脉,脉沉紧或散大,宜从阴治,投以阴药则危。"

郑重光以医名世50年,并著有医书五种。尝取方有执《伤寒论条辨》,删其繁复,增入喻昌、张璐、程郊倩诸家之说,附以己见,撰《伤寒论条辨续注》12卷以补方氏之未备。复撰《伤寒论证辨》3卷,就证分经,病情详于各证之中;又参校柯琴《伤寒论翼》2卷。注释《温疫论》,撰成《温疫论补注》2卷。另著《素圃医案》4卷。后世将以上五书合刊为《郑素圃医书五种》行世。

郑重光定居扬州30载,医术出众,治验效案颇多,剔除"即用先圣成法与治合丹溪,后人不尽眩惑之证",专择"亢害疑似之证"汇成《素圃医案》共184则,以示后学。《素圃医案》所选案多以温补见长,尤多用姜附起病,是新安医学中温补培元派代表人物之一。医案1,前医误将表证作里证治,犯治病不明表里之错;医案2,是临床少见的肉疝案,但经郑重光细分缕析之后,则与《内经》所述又颇相似。

医案 1：小青龙汤治风寒积冷咳嗽案

李子立兄令眷，年三十外，频次半产，产后未及满月，便乘凉食瓜果，中秋夜乘凉，外感风寒，即咳嗽恶寒、呕吐痰水，又当经水大行之后，前医不辨外感风寒，犹用调经养血补剂。见咳嗽益甚，又疑去血过多，阴虚咳嗽，再用麦冬、贝母，以致表邪不解，里冷益深。恶寒发热，汗出咳嗽，坐不能卧，吐不能食，腹胀作泻，遍身麻木，筋骨冷痛。自疑必死，促备终事。急迎救疗，脉浮细而紧，余曰：风寒积冷，表里皆邪，须重剂方解，无足虑也。以小青龙汤加减，用桂枝、细辛、防风、赤芍、附子、干姜、半夏、茯苓、杏仁、厚朴。二剂得冷汗一身，遂喘定得平卧。如斯人剂，表邪解后，咳喘身痛甫退，旋即里冷发作，腹痛下痢白脓。转用附子、干姜、肉桂，胃苓汤八剂，冷积消。胃气本厚，故易效也。

（选自《素圃医案·女病治效第 23 案》）

医案 2：黄芪建中汤治肉苛案

王用明兄，新正登金山，日中痛饮，攀缘山颠，劳而汗出，归卧火箱，夜又梦遗，次日四肢清冷，面惨不光，肌肤似麻非麻，似痒非痒，唯皮外不欲沾衣，觉衣之硬也。夜卧被席亦如之，脉浮而濡。医初用疏邪实表驱风剂不效。予曰：此肉苛也。虽正月犹属冬令，阳气在里，劳而汗出则卫虚，又值梦遗而营弱，所以不胜衣而肉苛也。以黄芪建中汤加白术、当归，姜枣为引，三剂而愈。

（选自《素圃医案·男病治效第 10 案》）

注:

[1]内疴:中医病名,是指皮肤肌肉出现麻木沉重的一种病证,始见于《素问·逆调论》:"帝曰:人之肉苛者,虽近衣絮,犹尚苛也,是谓何疾?岐伯曰:荣气虚,卫气实也。荣气虚则不仁,卫气虚则不用,荣卫俱虚,则不仁且不用,肉如故也。人身与志不相有,曰死。"

二十二、徐大椿医案四则

　　徐大椿（1693—1771），原名大业，字灵胎，号洄溪，江苏吴江人。性通敏，喜豪辩。自《周易》《道德》《阴符》家言，以及天文、地理、音律、技击等无不通晓，尤精于医。初以诸生贡太学，后弃去，往来吴淞、震泽，专以医活人。徐大椿认为，读书要从源到流，上追《灵》《素》根源，下治汉唐支派。首先熟读《内经》《本草》《伤寒》《金匮》等古医典，继而博览《千金要方》《外台秘要》以下各书，取长补短，以广见识，然后多行临证，把书本知识与临床实践联系起来，这才不会落入窠臼，步入偏见。"终日遑遑，总没有一时闲荡。严冬雪夜，拥被驼绵，直读到鸡声三唱。到夏月蚊多，还要隔帐停灯映末光。只今日，目暗神衰，还不肯把笔儿放轻。"这是徐大椿自述生平精研医经典籍的词句。

　　徐大椿推崇"宗经法古"的思想，但他也并非"食古不化"。相反，还有"疑古"的精神，敢于批语前人的得失。他读古书坚持了"掇其精华，摘其谬误"的原则，往往把读过的书，重加整理注释，节其冗，取其要，补其缺，正其伪。当时医界中，盛行承袭明代以来"温补派"的治法，用药不考虑病人的体质，仅执一二温补之方，通治万人不同之病，所谓"执一驭万"。他们的方里往往十有九味是参、附、姜、术、茸、熟地等峻补辛热品，结果药证相逆，杀人无数。据此，徐大椿郑重地指出：医家要实事求是地诊断病情，用药必须十分慎重，不可不分青红皂白，一味地温补。他在《医贯砭》中，不留情面地批评了明代医学家赵献可专以六味、八味为治，尽废古人经方的做法。他又在一篇《人参论》的文章里告诫人们，绝对不可以人参为起死回生之药而滥用、误用。

徐大椿精勤于学，著述甚丰，皆其所评论阐发，如《医学源流论》《医贯砭》《兰台轨范》《慎疾刍言》等，均能言之有理，另树一帜。又著《难经经释》《神农本草经百种录》《伤寒类方》等以及后人整理的《洄溪医案》及《乐府传声》，虽曰遵经诠释之作，其中真知灼见亦颇不少。后人将其所著辑为《徐氏医学全书六种》等发行，流传甚广。

徐大椿医术高超，一生活人无数，远近求治者络绎不绝。当时的乾隆皇帝，也多次召他上京治病。最后一次召见，是在他 79 岁，正当卧病不起时，推辞已属枉然，他只好叫儿子陪扶前往，并带一具棺材，准备途中随死随殓，果然到京第三天他就病死了。临终前，他还自拟墓门对联一副："满山灵草仙人药，一径松风处士坟。"

医案 1，用大剂生地绞汁救治失血案，警示医者当熟研医理，不可道听途说，否则反而会误伤人命；医案 2，用地黄饮子[1]治痹[2]案，显示其擅长识证，擅用经方；医案 3，借水火关系，释滋肾清心法治怔忡[3]案之理，说明辨证的重要性。医案 4，用大承气汤治伤寒失下案，并强调"凡古方与病及证俱对者，不必加减"，说明对古人要心怀敬畏之心，临床仓促处方未必就比经方好，经方中的道理有时不是我等后学短时所能明了弄清的。

医案 1：大剂生地汁治失血案

洞庭吴伦宗夫人，席翁士俊女也，向患血证，每发，余以清和之药调之，相安者数年。

郡中名医有与席翁相好者，因他姓延请至山，适遇病发，邀之诊视，见余前方，谓翁曰：此阳虚失血，此公自命通博，乃阴阳不辨耶！立温补方加鹿茸二钱，连服六剂，血上冒，连吐千余碗，一身之血尽脱，脉微目闭，面青唇白，奄奄待毙。

急延余治。余曰：今脏腑经络俱空，非可以轻剂治。亟以鲜生地十斤，绞汁煎浓，略加人参末，徐徐进之。历一昼夜尽生地汁，稍知人事，手足得展动，唇与面红白稍分，更进阿胶、三七诸养阴之品，调摄月余，血气渐复。

夫血脱补阳，乃指大脱之后，阴尽而阳无所附，肢冷汗出，则先用参附以回其阳，而后补其阴。或现种种虚寒之证，亦当气血兼补。岂有素体阴虚之人，又遇气升火旺之时，偶尔见红，反用大热升发之剂，以扰其阳而烁其阴乎！此乃道听途说之人，闻有此法而不能深思其理，误人不浅也。

（《洄溪医案·吐血》）

医案 2：地黄饮子治痱证案

新郭沈又高，续娶少艾，未免不节。忽患气喘厥逆，语涩神昏，手足不举。医者以中风法治之，病益甚。余诊之曰：此《内经》所谓痱证也。少阴虚而精气不续，与大概偏中风、中风、痰厥、风厥等病，绝不相类。刘河间所立地黄饮子正为此而设，何医者反忌之耶？一剂而喘逆定，神气清，声音出，四肢震动；三剂而病除八九，调以养精益气之品而愈。余所见类中而宜温补者，止此一人。识之以见余并非禁用补药，但必对证乃可施治耳。

（《清代名医医话精华·徐灵胎医话精华》）

医案 3：滋肾清心法治怔忡案

淮安巨商程某母，患怔忡，日服参术峻补，病益甚，闻声即晕。诊视见二女仆从背后抱持，二女仆遍身敲摩，呼：太太无恐，吾侪俱在也。犹惊惕不已。余以清痰之药去其涎，以安神之药养其血，以重坠补精之药纳其气，稍得寝。半月余惊恐全失，开船放炮亦不动，船挤喧嚷欢然不厌。盖心为火脏，肾为水脏，肾气夹痰以冲心，则心震荡不能自主，使各安其位，则不但不相克，而且相济，自然之理也。

（选自《洄溪医案》）

医案 4：大承气汤治伤寒失下案

苏州柴行倪姓，伤寒失下，昏不知人，气喘舌焦，已办后事矣。余时欲往扬州，泊舟桐泾桥河内，适当其门，晚欲登舟，其子哀泣求治。余曰：此乃大承气汤证也。不必加减，书方与之。戒之曰：一剂不下则更服，下即止。遂至扬。月余而返，其人已强健如故矣。古方之神效如此。凡古方与病及证俱对者，不必加减。若病同而证稍有异，则随证加减，其理甚明，而人不能用。若不当下者反下之，遂成结胸，以致闻者遂以下为戒。颠倒若此，总由不肯以仲景《伤寒论》潜心体仁耳。

注：

[1] 地黄饮子：由熟地黄、巴戟天、山茱萸、肉苁蓉、附子、石斛、五味子、白茯苓、麦门冬、远志、菖蒲等组成，出自《宣明论方》卷二。

[2] 痱：病名，义同废，又名"中风痱""偏痱"，指中风后遗症。症见肢体瘫痪，

身无痛，或有意识障碍。以手足痿废而不收引，故名。《灵枢·热病》："痱之为病也，身无痛者，四肢不收，智乱不甚，其言微知，可治。"《临证指南医案·中风》华岫云按："至于风痱、风懿、风痹、瘫痪，乃风门之兼症，理亦相同。"

[3]怔忡：病名，首见于《济生方·惊悸怔忡健忘门》中："惊者，心卒动而不宁也；悸者，心跳动而怕惊也；怔忡者，心中躁动不安；惕惕然，后人将捕之也。"这是心悸的一种，多因久病体虚、心脏受损导致气血、阴阳亏虚，或邪毒、痰饮、瘀血阻滞心脉，日久导致心失濡养，心脉不畅，从而引起心中剔剔不安，不能自控的一种病证。常和惊悸合并，称为"心悸"。

二十三、余霖医案一则

　　余霖（1723—1795），字师愚，安徽桐城人。少年习儒，以后弃儒从医，清乾隆二十九年（1764）其父染疫，被当地医生误治不救，抱恨不已。此后，专门致力于疫疹诊治，遍研本草，终领悟"温热之疫非石膏不能治"，在其30年临证中，重用石膏，创立以石膏为君药的清瘟败毒饮，活人无数。

　　纪晓岚在其所著《阅微草堂笔记》一书中记载道：乾隆癸丑年（1793），京师大疫，诸按张景岳的治法治疗无效，又以吴又可的方法治疗亦无效。桐乡冯鸿胪之姬人呼吸将绝，桐乡医生投大剂石膏药，使之应手而愈，此医生即余霖。后人多踵其法以治疗，活人无数。

　　余霖著有《疫疹一得》一书，强调疫疹为病，既不可表，又不可下，更不能妄用温补扶阳，总以祛除无形热毒疫邪为要。其创立的清瘟败毒饮一方，由石膏、黄连、犀角、黄芩、丹皮、栀子、赤芍、连翘、元参、生地、知母、桔梗、竹叶、甘草诸品组成。该方为十二经泻火之药，故重用石膏，直入胃经，使其敷布于十二经，退其淫热。佐以黄连、犀角、黄芩，泄心肺火于上焦。丹皮、栀子、赤芍，泄肝经之火。连翘、元参，解散浮游之火。生地、知母，抑阳扶阴，泄其亢甚之火，挽救欲绝之水。桔梗、竹叶，载药上行，使以甘草和胃。所谓既清胃热，又泻上下内外之火，使胃与十二经之火得以平息。若有斑出，又用大青叶与升麻引毒外透。至于妊娠及产后患疫疹，应不虑及产后之虚，亦不必顾及胎儿，总以清除疫邪为第一要旨，邪去正气方可得复，胎儿自安，不必顾及产后禁用寒凉之说。

余霖与吴又可时代不同，治温疫病证亦不一。吴又可之温疫属湿热之性，故易阻碍病机，疏利分消自然为法。而余霖之疫疹则侧重于热毒疫邪，故以清热解毒为治。余霖与吴又可对于温疫性疾病的辨治，丰富了中医学温热病辨治的内容，对明清时期温病学派的形成产生了深远的影响。下述医案，即是其用清瘟败毒饮治一瘟疫的验案。

医案：清瘟败毒饮治瘟疫案

理藩院侍郎，奎公四令弟病疫，昏闷无声，身不大热，四肢如冰，六脉沉细而数。延一不谙者，已用回阳救急汤[1]，中表兄富公力争其不可。及予至，诊其脉，沉细而数。察其形，唇焦而裂，因向富公曰：此阳极似阴，非阴也。此热毒伏于脾经，故四肢厥逆；乘于心肺，故昏闷无声。况一身斑疹紫赤，非大剂清瘟败毒饮不能挽回。遂用石膏八两，犀角六钱，黄连五钱，余佐以大青叶、羚羊角。连服两帖，至夜半身大热，手足温，次日脉转洪大，又一服热减而神清矣。以后因症逐日减用，八日而愈，举家狂喜，以为异传。

（选自《疫疹一得·卷下》）

注：

[1]回阳救急汤：由熟附子、干姜、人参、甘草、白术、肉桂、陈皮、五味子、茯苓、半夏等组成，出自《伤寒六书》卷三。

二十四、汪廷元医案三则

汪廷元，约生活于清康熙末年至嘉庆初年（一说生于1723年，卒于1800年），字瓒禾，号赤厓，安徽歙县人，为清代新安著名医家。

汪廷元出身医学世家，自谓："顾吾家世以医名，活人无算，自吾大父至于吾，已三世矣。"自幼博群书，由儒而医，程瑶田曾撰文指出："先生学鼓箧时，即兼习黄帝、神农、素女之书，至于壮年，益肆力于汉唐以后诸名贤，若王叔和、皇甫士安、王启元之所著录，一一遍观而尽识之，既以张仲景为太宗师，而更出入于百家之说以博其趣。"

汪氏毕生鉴于前贤，精研经旨，行医数十年，辨治有理有法，潜方用药灵活效验，深得同行赞誉。金石槐评价其术道："汪氏之于医，其用力为甚勤，宜其术之精矣。"

《赤厓医案》为汪廷元所著，成书于清乾隆四十七年（1782）。该书凡51条，择录83则典型治验，涉猎广泛，案多典验。清代医家徐灵胎尝谓："凡述医案，必择大病及疑难症。人所不能治者数则，以立法度，以启心思，为后学之津梁。"《赤崖医案》最大特点是所选医案多系重危和疑难杂症，医案1，从脉象识别出患者系"阳亢阴虚，燥火内扰"之证，所谓"虚劳虚烦不得眠"是也，故投酸枣仁汤[1]加味三剂即效；医案2，实二则医案，均为郁怒后出现失明案，一仅用疏肝解郁法，一加用滋水涵木，一实一虚，治有差异；医案3，用峻补药治反复中风者得效，惜病家不知养生，终亦劳而无功。所谓三分治疗，七分调养，信也！

医案 1：酸枣仁汤治不寐案

白公夫人，体素厚，偶因菀结，遂干咳无痰，不饥不食，大便不通，终夜不寐，常绕内宅而走，如此十昼夜，人亦不倦。镇江一医劝进附子理中汤[2]。予曰：今左脉弦大，右脉数大，乃阳亢阴虚，燥火内扰，安有温补之理？与《金匮》酸枣仁汤加当归、白芍、麦冬、麻仁、小麦，一饮即效，三饮而诸病良已。

（选自《赤厓医案·广陵医案摘录》）

医案 2：从肝气横逆治暴盲案

林某内人，病胸胁少腹痛，一日发厥数次，卧床不起，昏昏闷闷，医以为虚而用补，忽两目不见物，势欲沉重，六脉俱数，左关弦而搏指。予曰：此郁怒伤肝，肝气实也。盖目为肝窍，两胁少腹皆足厥阴之络，今肝气横逆，而用参术补之，火势随之以炽。《经》云：木郁达之。当以泻为补也，生柴胡、白芍（生炒各半）、吴萸汁炒川连、酒炒龙胆、当归、醋炒香附、金铃子、盐炒青皮，一剂目明痛缓，三剂良已。又予在歙治许宁远兄，大怒后两目失明，用六味地黄加柴胡、白芍、枸杞子获愈。此人肝肾素亏，故为滋水生木，虚实有不同也。

（选自《赤厓医案·广陵医案摘录》）

医案3：运用峻补药治中风案

罗舜章兄，年未三十，右体已中二次，后又复中，仍右手足软瘫，舌暗语涩，已三年矣。医不知舌暗为肾气内夺，而以胞络舌根痰气阻塞，用二陈[3]加胆星、天竺黄等，遂至上则舌不能伸，只字难出；下则水泉不止，膀胱不藏。脉则一息往来二至，而仍歇止，右尺按之更细弱。予谓壮年两中而不能复，空虚已极，炼石尚难补天，今复为药误，心肾之真阳益虚，神欲脱去，脉亦败坏，峻补应效，或可少延耳。大熟地、白术、人参、附子、补骨脂、鹿茸、甘枸杞、山萸肉、桑螵蛸、肉桂、龙骨、五味子。十剂舌乃如常，小便亦固。后用大温补作丸，服久神气颇好，身体颇能运动，大有效验。伊以未有子，犹勤入内，又至混堂[4]洗澡，其不慎如此。予谓必有暴脱之变，劝阻止。不信，已而果验。

（选自《赤崖医案·广陵医案摘录》）

注：

[1]酸枣仁汤：由酸枣仁、甘草、知母、茯苓、川芎等组成，出自《金匮要略》卷上。

[2]附子理中汤：源于《三因极一病证方论》卷二，由大附子（炮，去皮、脐）、人参、干姜（炮）、甘草（炙）、白术各等分组成，主治五脏中寒、口噤、四肢强直、失音不语。

[3]二陈汤：出自《和剂局方》卷四，由半夏、橘红、白茯苓、炙甘草组成。

[4]混堂：浴池。出于郎瑛《七修类稿》卷16："吴浴，甃大石为池，穹幕以砖，后为巨釜，令与池通，辘轳引水，穴壁而贮焉。一人专执……池水相吞，遂成沸汤，名曰混堂。"

二十五、吴鞠通医案二则

　　吴鞠通（1757—1841），名瑭，淮安人，著名中医温病学家。出生于一个清贫的书生家庭，父吴守让，字逊夫，秀才。青年时攻科举习儒，19岁时父亲病故，于是弃儒学医。后被选副贡入京，参与《四库全书》医书部分的抄写检校工作，读了吴又可《温疫论》后深受启发，又研读晋唐以降诸家学说，医学知识大有长进。自 26 岁离淮后，主要在京城行医，晚年又云游大江南北，曾几度回淮，与淮阴名士丁晏、潘德舆、孔继嵘、杨福堂为至交好友。

　　乾隆五十八年（1793），京都大疫流行，不少病人因治疗不当而死亡，吴鞠通利用叶天士之法奋力抢救了数十病人，名声大振。

　　吴鞠通曾在北京检核《四库全书》，得见其中收载了吴又可的《温疫论》，深感其论述宏阔有力，发前人之所未发，极有创见，又合于实情，便仔细研究，受到了很大的启发。他对叶天士更是推崇，但认为叶氏的理论"多南方证，又立论甚简，但有医案散见于杂症之中，人多忽之而不深究"。于是他在继承了叶天士理论的基础上，参古博今，结合临证经验，撰写了《温病条辨》七卷，对温热病学说做了进一步的发挥，是继叶天士、薛雪之后的温病学派重要代表人物。

　　吴鞠通创立了温病"三焦学说"，并结合"卫气营血"理论，创造性地提出温病辨证论治的纲领和方法，大大地丰富了祖国传统医学宝库。

《温病条辨》写成后，立即被广为传抄，在医学界引起轰动，深得当代医家的重视和推崇。

《吴鞠通医案》是其一生治病的客观记录，系其后人根据以抄本形式流传的吴鞠通生前医案整理而成。书中多数案例不仅诊疗过程记录完整，而且对治法、方药、剂量、煎法、服法、疗效评价等内容齐备，值得一读。医案 1，因长期服用桂附等极燥之品而伤及阴液，阴虚风动致厥，予大定风珠[1]治之取效。医案 2，用苇茎汤[2]外加葶苈子治肺痈案，《世医得效方》中的葶苈散，就间用此物治肺痈咳嗽脓血，喘嗽不得睡卧，提醒为医者当不断进取，不可固执古方不变。

医案 1：大定风珠治厥阴头疼案

额氏，二十二岁，除夕日亥时，先是产后受寒痹痛，医用桂附等极燥之品，服之大效，医见其效也，以为此人非此不可。用之一年有余，不知温燥与温养不同，可以治病，不可以养生，以致少阳津液被劫无余，厥阴头疼，单颠顶一点痛不可忍，畏明，至于窗间有豆大微光即大叫，必室如漆黑而后少安，一日厥去四五次，脉弦细数，按之无力，危急已极。勉与定风珠潜阳育阴，以息肝风。

大生地八钱，火麻仁四钱，生白芍四钱，生龟甲六钱，麦冬（不去心）四钱，生阿胶四钱，生鳖甲六钱，海参两条，生牡蛎六钱，鸡子黄（去渣后化入搅匀）两枚，甘草（炙）五钱。煮成八杯，去渣，上火煎成四杯，不时频服。

正月初一日，微见小效，加鲍鱼片一两，煮成十杯，去渣，煎至五杯，服如前。初二日，又见效，方法如前。初三日，厥止，头疼大减，犹畏明，方法如前。初四日，腰以上发热，腰以下冰凉，上下浑如两截；身左半有汗，身右半无汗，左右浑如两畔。自古方书未见是证。窃思古人云：琴瑟不调，必改弦而更张之。此证当令其复厥后再安则愈。照前方定风珠减半，加青蒿八分，当夜即厥二三次。初五日，照前定风珠原方分量一帖，服后厥止神安。初七日，仍照前方。初八日，方皆如前，渐不畏明。至正月二十日外，撤去帐幔，汤药服至二月春分后，与专翕大生膏一料痊愈。

（选自《吴鞠通医案·肝厥》）

医案 2：苇茎汤加葶苈子治肺痈案

己卯年，朱泳斋世兄，五十余岁。以二月初受风，与桂枝汤一帖，风解，胆怯不敢去厚衣，因而汗多。初四、五日又受风温，口渴思凉，脉洪数，先与辛凉轻剂不解，脉又大，汗更多，口更渴，身更热，因与辛凉重剂石膏等一帖，身凉，渴止脉静，仍胆怯不去厚衣。初十日，当大内差使，坐夜起五更，衣更厚，途间不敢去皮衣，以致重亡津液，而成肺痈。与苇茎汤日二三帖，服之五七口不应，脓成臭极，加苦葶苈子五钱，脓始退，未能十分净尽。后十日又发，脓又成，吐如菜豆汁，脓臭，每吐一碗余，又与前方加葶苈三钱，服二帖方尽，后以补胃逐痰饮收功。再其人色白体肥，夙有痰饮，未病之前，秋冬两季，已在上书房行走，早起恐寒，误服俗传药酒方，本不嗜酒，每早强饮数小杯，次年患此恙之由也。

（选自《吴鞠通医案》）

注：

[1] 大定风珠：出自《温病条辨》卷3，由生白芍、阿胶、生龟板、干地黄、麻仁、五味子、生牡蛎、麦冬、炙甘草、鸡子黄、鳖甲等组成。具有滋阴养液，柔肝息

风功效。主治下焦温病，热邪久羁，吸灼真阴，神倦瘛疭，脉气虚弱，舌绛苔少，时时欲脱者。

　　[2] 苇茎汤：出自《金匮要略·肺痿肺痈咳嗽上气病脉证治》，由芦根、薏苡仁、冬瓜子、桃仁四味药组成。具有清脏腑热，清肺化痰，逐瘀排脓功效。主治肺痈，热毒壅滞，痰瘀互结证。身有微热，咳嗽痰多，甚则咳吐腥臭脓血，胸中隐隐作痛，舌红苔黄腻，脉滑数。

二十六、程文囿医案三则

　　程文囿（1761—1833），字观泉，号杏轩，祖居歙县东溪，世医之家，弟文苑、文泉均精于医。程杏轩少业儒，博学工诗，20 岁开始研究医学。24 岁在岩寺行医，诊第一例病人为产后感邪，高热不退的危重病人，杏轩辨证施治，不囿于"产后宜温"之说，重用白虎汤[1]合玉竹散清下，终使病愈。因此病名渐噪，到嘉道年间，学验颇丰，而乃以内妇儿科见长，加之为人和蔼，医德高尚，求诊接踵，医名显卓。时人谓："有杏轩则活，无杏轩则死。"杏轩认为医术蔑古则失之纵，泥古则失之拘，应以古人为师。

　　程文囿师古而不泥，临证常于虚实之间、疑似之处，得其要领，精确分明，且常出新意。尤其是中医对伤寒、温病、复杂外感以及危急重症的治疗可谓是随机应变，游刃于如珠走盘，常常是立竿见影，效如桴鼓。文囿治"火"，必分阴阳虚实。其以为实火为有余之火，其势虽倡而周流不滞，但宜以寒凉清之，其火自退，故而其治多易。而虚火为不足，多因阴虚而起，需先补其虚则火方自退。如若不分虚实，遇火证便投以寒凉之剂清之、泻之，往往致使阴愈虚、火愈炽，而元气大伤。

　　受丹溪养阴派学术思想的影响，程文囿还十分重视胃气在治疗中的作用，主张调养气血，培护脾胃元气。其指出："百凡治病，胃气实者，攻之则去，而疾易愈。胃气虚者，攻之不去。"强调了治病必须细察胃气的有无，病人邪甚而胃气不虚者，可以祛邪，邪去则疾病自愈。而胃气虚者，虽有实证也不可轻易使用攻法，攻之则病益甚，盖因胃气本虚，攻之胃气益弱，胃气弱又不能行其药力，攻之亦无功。

程文囿不仅医术精湛，且医德高尚，为人谦和，学习钻研，孜孜不倦。其在《医述·卷二·医则》中说："人之所病病疾多，医之所病病道少。"告诫学医之人应虚心好学，刻苦钻研，努力学习理论知识，打下牢固的基础，日积月累，基础扎实，方能在临证时面对千变万化的疾病运用自如，圆机活法，故而前往求诊者接踵而至，医名益噪。

程杏轩治学态度严谨，寝馈数十年然后成书，尚实用而少空谈，敢于怀疑，在理论上时时有突破，著有《医述》《杏轩医案》等书，其中《杏轩医案》为其一生临床经验之总结，分初集、续集、辑录等三集，合刊于1829年。其中初集、续集为他本人所写，辑录为其弟子所著。载医案192例，其中不少病案中还夹有类案，实际载病案数为226例。全书不分门类辑录作者历年所治疑难病证验案，于病证、病理记述颇详，审证亦较细致。对于真假寒热、实证类虚、阴极似阳等复杂病证的辨析，颇能掌握要领。在治法上，亦能汲取诸家之长而有所发挥，立方遣药能随证灵活化裁。其文笔生动，引人入胜。医案1，为少见的食复案，投以枳实栀豉汤[2]加大黄，二剂即已。其"仲景祖方，用之对证，无不桴鼓相应"之论，是其崇尚"以古人为师"的例证；医案2，用附子理中汤治吐泻，道出医家临证，不特病情之难窥，而人情之难处尤甚也，实是至理名言；医案3，用扶正脱毒法治阴疽，在治疗过程中发生病情加剧时，仍能坚持主见，继续托补，令人佩服。

医案 1：枳实栀豉汤加大黄治食复案

某，夏月患感证，自用白虎汤治愈后，因饮食不节，病复发热腹胀，服消导药不效，再服白虎汤亦不效。热盛口渴，舌黄便闭。予曰："此食复也。"投以枳实栀豉汤加大黄，一剂和，二剂已。仲景祖方，用之对证，无不桴鼓相应。

（选自《杏轩医案初集》）

医案 2：附子理中汤治吐泻案

许某，童年，曾患头昏，诸药不愈。予作肝风治，疏归芍地黄汤[3]。金谓头昏是有风寒，童子不可轻服熟地。翁排众议，依方多服而瘳。次春又患腹痛，呕吐便泻。延诊，药用温中调气，两服未愈。家人着急，令更他医，日请数人，或以为虫，或以为血，或以为火，治总不验，淹缠旬余，痛甚不止，呕泻不停，寝食俱废。复邀诊视，脉细面青，呻吟疲惫。予思病势增剧，玉翁固虽相信，然旁议纷纷，难与着手，转荐同道余朗亭先生诊治。初投五苓散[4]，续进真武汤，亦俱不应。玉翁坚嘱想法。予曰："非不欲为借筹，奈令郎病久，胃气必空，轻剂谅不济事，若背城借一，尊公爱孙如珍，见方骇然，焉肯与服。"翁沉吟云："有一善策，今早友人谈及邻村有扶鸾治病者。家人欲往求方，予呵止之，祈拟一方，予持语家人云：是乩仙所开，自必信服。"予曰："策固善矣，治法尚难，令郎之病，起初不过寒凝气滞，本无大害，因求速效，诸治庞杂，痛久伤气，吐多伤胃，泻多伤脾，故困顿若此，倘仍见病疗病，必至土败气脱，计唯扶阳益气，以拯其急。"爰议附子理中汤，米水煎饮，气固胃安，庶堪保守。诘朝玉翁来舍，喜云："曩服他药，如水投石，昨服尊方，不但病减，并可啜粥。家人信为神丹，相烦往视，恳为加减。"予曰："药已对证，勿轻易辙，今日照方仍服一剂，明日再为斟酌。"次早往诊，病势大转，因其体素阴虚，方内除去附子，又服两日，更用参苓白术散调理而痊。是役也，非玉翁平素信心，兼施权变，安能图成。志此以见医家临证，不特病情之难窥，而人情之难处尤甚也。

（选自《杏轩医案续录》）

医案3：扶正托毒法治阴疽案

壬午冬，萃翁患外证甚重，因往候之。翁卧于床，谓予曰："背偶生毒，已经旬矣，知子不专疡科，故请潘日章兄看视，溃脓无多，并不痛楚，唯形疲食少，烦为诊之。"切脉沉细而耎，观其毒形平塌，乃告之曰："此疽也，其病在阴，治须温补内托，由阴转阳，焮肿作痛，毒化成脓，庶几无虑。"嘱邀潘日章兄同议。方订十全大补汤[5]，加白芷、穿山甲。薄暮使来促云：刻病甚剧，祈速往。入室，见翁靠坐于地，众皆仓皇，予惊问故。乃弟子桥先生言："家兄因起身更衣，站立不住，忽然跌仆，遂作昏晕，故此不能动移。"按脉迟细欲伏，面青肢冷，呕恶频频。予曰："此中寒也，病上加病，切防脱变。计唯参附汤以济其急，呕多胃逆，更以干姜佐之，古有霹雳散之名，形其迅速也。"适日兄亦至，意见相符，于是用高丽参五钱，附子、干姜各二钱五分，令先扶掖上床，药熟顷服。予与日兄同坐室中，俟其消息。时届三鼓，渐见呕定肢温，神苏脉出。予喜曰："可无忧矣！"令煎二渣与服。次早复召。谓日兄曰："昨夕中寒急暴，幸赖参附汤挽回，今视其疽形仍平塌，尚不知痛，昨同议之方，犹恐不济。"商以大剂养荣汤加附子。再诊，更增枸杞、菟丝、巴戟天及河车、鹿茸血肉之属，日渐知痛，肿起脓稠，腐化新生，治疗月余，疮口始敛。

（选自《杏轩医案续录》）

注：

[1] 白虎汤：由知母、石膏、甘草、粳米等组成，出自《伤寒论》。

[2] 枳实栀豉汤：由枳实、栀子、豆豉等组成，出自《伤寒论》。

[3] 归芍地黄汤：由生地、归身、白芍药、枸杞、丹皮、知母、人参、甘草、地骨皮组成。主治血虚咳嗽，功能补血。

[4] 五苓散：由猪苓、茯苓、白术、泽泻、桂枝组成，出自《伤寒论》。功能利水渗湿，温阳化气。

[5] 十全大补汤：源自《太平惠民和剂局方》卷五，又名十全饮、十补汤。组成为人参、肉桂（去粗皮）、川芎、地黄（洗、酒蒸，焙）、茯苓（焙）、白术（焙）、炙甘草、黄芪、当归、白芍药各等分。为粗末，每服二大钱，加生姜三片，大枣二枚，水煎，不拘时服。功能温补气血。治诸虚不足，五劳七伤，不进饮食；久病虚损，时发潮热，气攻骨脊，拘急疼痛，夜梦遗精，面色萎黄，脚膝无力；一切病后，气不如旧；忧愁思虑伤动血气，喘嗽中满，脾肾气弱，五心烦闷等症。

二十七、曹仁伯医案一则

曹仁伯（1767—1834），原名存心，号乐山，海虞镇福山东湾街人。幼年师从同里许廷诰先生，矢志攻读，后因不愿科举应试，遂从吴门薛性天习医。其学成之际，适逢邑境血吸虫病流行，曹氏用健脾化湿，分利三焦法施治，疗效显著。

道光四年（1824），琉球国吕凤仪登门拜谒，请求收为弟子，随学三年，回国后还将临床所遇疑难病症，写成书信求教。曹氏逐条回信解答，前后共 103 问，涉及内、外、妇、儿、针灸及药理诸科，后经汇编成《琉球百问》一书，于咸丰九年（1959）问世。

道光十年，曹仁伯为林则徐治愈头昏失眠之疾，因而成为至交密友。清嘉庆、道光年间，吸鸦片者众。曹氏亲自研制成戒烟丸[1]，如绿豆大小，饭后吞服，效果极佳。林则徐赞其道："先生乃救世之菩心也。"

曹仁伯医术精湛，对中医学术精益求精，他在临证时，辄告诫门人曰："凡少年人看病，心中必谓天下无死症，如有死者，总由我功夫不到；一遇难处，遂打起精神，与他格算，必须万全而后止。学医者，不可无此种兴会。"

曹仁伯集多年临床经验，著有《继志堂医案》，经江阴名医柳宝诒加按语评价后，在国内广为传播。本书所选下述医案，引经据典，从肾之功能立论，结合其"胫酸、体倦、口苦、耳鸣、便坚"而得出本虚，但又据脉"浮而不静"判断仍有"肝火"，故正如柳宝诒所按，需在三才封髓丹[2]基础上加胆、栀、柴胡，方与案若合符节。

医案：三才封髓丹加味治疗遗精案

肾者主蛰，封藏之本，精之处也。精之所以能安其处者，全在肾气充足，封藏乃不失其职；虚者反是，增出胫酸、体倦、口苦、耳鸣、便坚等症，亦势所必然。然左尺之脉浮而不静，固由肾气下虚，而关部独弦、独大、独数，舌苔黄燥，厥阴肝脏又有湿热助其相火。火动乎中，必摇其精，所谓肝主疏泄也。虚则补之，未始不美；而实则泻之，亦此证最要之义。

天冬　生地　党参　黄柏　炙草　砂仁　龙胆草　山栀　柴胡

诒按：此三才封髓丹加胆、栀、柴胡，方与案若合符节。

再诊：大便畅行，口中干苦亦愈，左关之脉大者亦小。唯弦数仍然，尺亦未静。可以前方增损。

三才封髓丹加茯神、龙胆草、柏子仁。

三诊：久积之湿热，下从大便而泄。然久病之体，脾肾元气内亏，又不宜再泄，当以守中法。

异功散加白芍、荷叶蒂、秫米。

四诊：大便已和，脉形弦数，数为有火，弦主乎肝。肝经既有伏火，不但顺乘阳明，而且容易摇精。精虽四日未动，究须小心。

三才封髓丹加陈皮、白芍。另猪肚丸（苦参、白术、牡蛎、猪肚）。

原注：此证拈定左关独大、独弦、独数，所以重用胆草、黑栀直折其肝家郁火，俾湿热之邪从大便而出。

（选自《柳选四家医案·评选继志堂医案·遗精门》）

注:

［1］戒烟丸：西牛黄二分，肉桂二分，公丁香一分半，天麻二分，白蔻仁二分，川贝三分，广木香一分半，半夏二分，川黄连三分，橘红二分，阳春砂仁二分，沉香二分。以上十二味，共碾细末，用净烟膏二钱五分，捣糊为丸，如绿豆大。如食一钱烟者，则吞十粒；一分者，吞一粒，须于饮前一刻温茶送下，吞至六七日后，减去一粒或半粒，逐渐减尽为愈。自服此丸日起，切不可再吸鸦片烟，恐成双饮，终身不能戒矣。

［2］三才封髓丸：由天冬、熟地黄、人参、黄柏、缩砂仁、炙甘草等组成，出自《医学发明》卷七。

二十八、林珮琴医案一则

　　林珮琴（1771—1839），字云和，号羲桐，丹阳后松卜村人。幼年随父读书，勤奋好学，清嘉庆十三年（1808）中举人。翌年进京应试进士，未取，遂弃儒学医，潜心研读《灵枢》《素问》，以擅长治疗温病闻名。

　　他济世之余，致力著作，总结数十年学医心得和临床经验，并据就医病愈者所交还的处方，择要写成医案，并加论证，题名《类证治裁》，计8卷34万字。该书于清咸丰元年（1851），由其次子林芝本刻板印行500部问世，流传广远。林氏在《类证治裁·自序》中开篇即云："司命之难也，在识证；识证之难也，在辨证。识其为阴为阳，为虚为实，为六淫，为七情，而不同揣合也；辨其在经在络，在腑在脏，在营卫，在筋骨，而非关臆度也。"一语道破识证、辨证的重要性。

　　他对病人的病情观察和症状分析细致深入，对每一病例都认真诊断，根据病情遣方用药，善于化裁。经他治疗，往往都收到奇效。

　　《林珮琴医案》是清·林珮琴编著的一部医案医话类中医著作，不分卷。成书于清道光十五年（1835）。下述医案之妙在于分早、中、晚三个不同时辰，随阴阳的变化，服用不同的药物，值得细玩。古人云，用药如用兵，但能如此"布兵设阵"治病者，前无古人，后无来者。

医案：养阴清肺法治哮喘案

　　赵某，衰年喘咳痰红，舌焦咽燥，背寒，耳鸣，颊赤，脉左弦疾，右浮洪而尺搏指。按脉症，系冬阳不潜，金为火烁。背觉寒者，非真寒也。以父子悬壶，忽而桂、附，忽而知、柏，忽而葶苈逐水，忽而款冬泄肺，致嗽血益加，身动即喘，坐则张口抬肩，卧则体侧喘剧，因侧卧则肺系缓而痰益壅也。思桂、附既辛热助火，知、柏亦苦寒化燥，非水焉用葶苈，泄热何藉款冬。细察吸气颇促，治宜摄纳，但热蒸腻痰，气冲咽痛，急则治标，理先清降。用川百合、贝母、杏仁、麦冬、沙参、牡蛎、阿胶，加生地、竹茹、丹皮、元参、羚羊角，早服；牡蛎、阿胶，加生地、竹茹、丹皮、元参、羚羊角，午服，以清上中浮游之火；用熟地、五味、茯神、秋石、龟板、牛膝、青铅晚服，以镇纳下焦之气。脉症渐平。

（选自《清代名医医话精华》）

二十九、谢映庐医案三则

　　谢映庐（1791—1857），名星焕，字斗文，江西南城人。三世为医，熟读医书300余家，临证40余年，声誉卓著。谢氏深谙岐黄之道，处方不离仲景左右，尊古而不泥古，医案中论病议病切中肯綮[1]，处方立法，匠心独运，颇具喻嘉言《寓意草》之遗风。

　　谢映庐推崇喻昌之"先议病，后用药"的观点，参考病之现状、起因、服药经过，辨其山川水土和时令节气，洞察病机，立法精当。其临证多用历代古方，且运用灵活，师古意而不泥其方。

　　谢映庐精于脉诊，善于据脉辨证，精推细勘。全书医案，临证依切脉所得诊治最多。同时，还据诊脉推求脉理，据脉再探求疾病的病理变化，准确判断疾病预后，在错综复杂的病情中，舍症从脉，直断病情，多起沉疴。

　　谢映庐宝贵的学术经验主要反映在《得心集医案》中，又称《谢映庐医案》，共6卷，由谢映庐之子甘澍编纂而成，并附己之《一得集》医案共18篇，各附于有关门下。谢映庐擅长内科，本书所治验250余案，分为21门，大多是经过他医误治失治，或久治不愈的疑难病症。每案病因、病机、辨证、立方均有详细论述，尤对伤寒、中风、癃闭、冲逆、淋浊、产后、幼科惊风等病证有独特的见解。又有述治、问答二项，主要是注重辨治某一病的理论探讨文字，分系于各有关门类的后面，可以相互启发。

　　医案 1，只在原医处方基础上重加甘草，结果"药一入喉"即效，而其因竟是前医道行不深，未能击鼓再进，俗话说"艺高人胆大"，读此案方知，"胆大"还得有真本领；医案 2，妙用半硫丸^[2]，治"阴浊上攻"之气喘痰鸣，足见其辨证之精准；医案 3，反映其辨治病证，不离《内经》之旨，擅长引用《内经》原文阐述辨治道理。

医案 1：妙加甘草救热毒上攻案

　　陈元东，连日微觉恶寒，两耳痛引及脑，然饮食自若。曾向吴医诊治，服川芎茶调散，下咽即浑身大热，面红目赤，牙紧唇肿，咽喉窒塞，瘾疹红块，攒发满项。举家惊怖，急延吴医复视。吴医束手无法，陈氏昆季伯侄交口怨为所误，乃一面闭阻吴医，一面各寻别医。

　　及余至时，数医在堂，未敢用药。有谓此非桂附不可治者。余因问曰：此何证也？一医曰：误表戴阳于上，阴斑发于皮肤，必须桂、附，方可收阳。余笑曰：先生可独领治否？其医曰：如此坏症，谁肯领治？余曰：吾可领之。遂将吴医原方加甘草五钱，并曰立可呈效。其家见余言直切，急煎与服，药一入喉，微汗热退疹消，头目俱清，一时人事大爽。诸医见余言已验，各自回寓。而吴问曰：加病是此药，愈病仍此药，且加病甚速，愈病仍速，如斯奇治，令人莫测，肯以传乎？答曰：五行之速，莫如风火。此症本风火内伏，阁下特未察其隐而未出之故耳。原药升发宣扬，治本合法，但一剂，其伏邪只到肌表，宜乎通蒸发热，头目赤肿，皮肤疙瘩，盖发犹未透也。余乘机再剂，解肌败毒，攻其汗出，则不可尽达，自然风静火平，合乎火郁发之之义。但风火交炽，势甚暴急，故重加甘草以缓其火势，乃甘以缓之之意。法遵经旨，有何奇哉？

　　　　　　　　　　（选自《谢映庐医案·卷三·风火门·牙紧唇肿》）

医案 2：通阳泄浊法治气喘痰鸣案

周维友，高年体盛，素多酒湿，时值严寒，饮食未节，湿邪不走，始则胸紧咳，医以陈、半、枳、桔消导之剂，继则气急痰鸣。更医又谓年老肾气不纳，而姜、附、沉、术、二香之类迭进，病渐日笃。延余视时，气急上冲，痰响窒塞，阻隘喉间，日夜不能贴席。尤可畏者，满头大汗如雨，气蒸如雾，时当大雪之际，不能著帽。问其二便，大解数日未通，小水涓沥难出，满舌痰沫，引之不透。及诊其脉，沉而劲指，知为阴浊上攻，雷电飞腾之兆，正《内经》所谓"阳气者，若天与日，失其所，则折寿而不彰"。法当通阳泄浊，连进半硫丸，俾得冷开冻解，一便稍利，阳光复辟，阴浊下行，胸膈始舒，而痰壅头汗气蒸诸急，不觉如失，亦阳气得所则寿考彰明之验也。后与冷香饮数服而安。

冷香饮：附子（生用）、草果、橘皮、甘草（炙）各一钱，生姜五片，水煎，冷服。

（选自《谢映庐医案·卷四·冲逆门·阴浊上干》）

医案 3：从阳明论治痿证案

黄守基，年二十。客汉阳，当秋寒热咳嗽，足跗浮肿，延疡科医治，误用敷药，见大指溃烂沥沥，又误用燥血药，煎熬津液，勉强收功，渐至足不能移，肌肤益削，已成瘫痪，历医不瘳，皆以不痛为不治。次年六月，买舟归里，求治于余。两人抬出诊视，余视其形羸发脱，脉象细数，腿股大肉已尽，脚垂纵缓废弛。因思《经》云：大筋软短，小筋弛长，软短为拘，弛长为痿。又曰：阳明虚则宗筋失润，不能束骨而利机关。法当专取阳明。且起自秋间，寒热咳嗽，肺失清肃，误进燥药，津液枯焦，此燥气焚金，当以肺热或叶焦，则生痿躄论治。盖痿者枯萎之象，非滋血液，何以得生？唯胃为生血之源，又为金之母，故曰治痿独取阳明也。况寒暑交迁，又值燥金用事，宜清金润燥，佐以甘淡益胃之药。于是以二地、冬、石斛、薏苡、梨汁、蔗汁之属，日进大剂。按治十日，饮食稍加，改进虎潜丸，加黄芪、白术、薏苡、桑枝、茅根，补助阳明。自秋至腊，按日不歇，仅得肌肉稍充，筋骨稍束，尚未能开步。次年继进前药百日，至夏乃愈。计治一载，始获全功。

虎潜丸：黄柏、知母、地黄、虎胫、龟板、锁阳、当归、牛膝、白芍、陈皮、羊肉。

（选自《谢映庐医案·卷二·痿证门·肺热叶焦》）

注：

[1] 肯綮：典故名，典出《庄子集释》卷二上："肯，著骨肉。綮，犹结处也。"后遂以"肯綮"指筋骨结合的地方，比喻要害或最重要的关键。

[2] 半硫丸：由半夏、硫黄等组成，出自《和剂局方》卷六。

三十、王孟英医案一则

　　王孟英（1808—1866），名士雄，晚号梦隐，又号半痴山人。曾祖父王学权是一位名医，著有《医学随笔》2卷，祖父永嘉、父琪沧也俱精通医学，曾对该书做过补充和校注。王孟英14岁时，父重病不起，临终前曾嘱咐他："人生天地之间，必期有用于世，汝识斯言，吾无憾矣。"父亲死后，他遵家训钻研医学，但终因家境贫困，厨无宿春，无法度日。为了生计，于同年冬去婺州（今浙江金华市）孝顺街佐理盐务。白天工作，谋食养家，晚上"披览医书，焚膏继晷，乐此不疲"。后游于江、浙，以医为业。其时战乱，疫疠流行，亲人死于霍乱，遂专心温疫病。《海宁州志》称他："究心《灵》《素》，昼夜考察，直造精微。"

　　王孟英生活在西学东渐的时代，他对当时传入之西方医学持开明态度，不抱门户之见，有分析地吸取，并据理批评了中医界有些人尊经崇古、拒绝接受西说的守旧思想。更值得指出的是，王孟英十分重视临床，注意从实践中求得真知。他平时诊务繁忙，广泛接触病人，从而积累了丰富的临床经验。

　　王孟英毕生致力于中医临床和理论研究，对温病学说的发展做出了承前启后的贡献，尤其对霍乱的辨证和治疗有独到见解。重视环境卫生，对预防疫病提出了不少有价值的观点。

　　王孟英著述及评注、参订他人之作甚多。较著名者有《温热经纬》

《随息居重订霍乱论》《随息居饮食谱》等。

王孟英诊治的病人，往往是经其他医生治疗无效的，但他绝不借机诋毁前医以抬高自己。如病人郑九患疾，经陈姓医生诊治后，汗出昏狂，精流欲绝，转请王孟英诊治，王曰："此证颇危，生机仅存一线，亦斯人阴分素亏，不可竟谓附、桂之罪也。"病家闻言大悦，曰："长者也，不斥前手之非以自伐，不以见证之险而要誉。"又如治石诵羲病感，多医治疗不瘥，病情日增，逾一月请王孟英诊治。王氏并不非议前医各方，说他们"各有来历，皆费心思"，而多次向病家解释："邪在肺经，清肃不行，必用石膏为主药。"然病家犹豫不敢服，反而请了很多医生会诊。王氏见群贤毕至，议论纷纷。深恐贻误病情，援笔立案曰："病既久延，药无小效，主人方寸乱矣。"并向病家开导说："肺移热于大肠，则为肠澼是皆白虎之专司……放胆服之，勿再因循，致贻伊戚。"病人取方煎服，3剂而痊愈。足见其不但有精湛的医术，更有救人疾苦崇高的承担责任之精神。其医德与贡献，久为医林所敬仰。

下述医案，用清热养阴法治温病神昏，力排众议，并引用别家观点"泄泻为热邪之出路"认证自己的观点，结果"一剂即周身微汗而斑退"。此案既提示伤寒与温病治疗之迥异，亦是温病"存得一份阴液，便留得一份性命"之实案。

医案：清热养阴法治神昏案

孙某患感，医投温散，竟无汗泄，延至十一日始请孟英视之，业已神昏囊缩，面赤舌绛[1]，目不识人，口不出声，胸膈微斑，便泻而小溲不行者已三日。医皆束手，或议大投温补以冀转机，孟英急止之曰："阴分素亏，而温散劫津，邪热愈炽，则营卫不行，岂可妄云漏底，欲从温燥劫其欲绝之阴乎？囊浦上林先生治予先君之病云，泄泻为热邪之出路，求之不可得者，胡可止也。"以西洋参、生地、麦冬、丹皮、连翘、生芍、石菖蒲、盐水炒黄连、甘草梢、百合、茯苓、贝母、银花、紫菀为方，一剂即周身微汗而斑退，三剂始得小溲一杯而识人，四剂乃得大汗，而身热退，面赤去，茎亦舒，复解小溲二杯。次日于方中减连翘、菖蒲、丹皮、黄连，加知母、葳蕤、竹叶投之，舌始润，神始清，知渴索水。孟英令将蔗梨等榨汁频灌不歇，其汗如雨下者，三昼夜始休，于是粥渐进，泻渐止，溲渐长。前方又去贝母、银花、紫菀，加石斛、龙眼肉，服之痊愈。

（选自《中医内科急症医案辑要》）

注：

[1] 舌绛：舌象之一，指舌质呈深红色，一般属于热在营分、血分之证。

三十一、马培之医案二则

马培之（1820—1903），讳文植，晚号退叟，江苏武进孟河人，孟河医派四大家之一。马培之自幼随其祖父名医马省三习医，前后长达16年，尽得其真传。后又博采王九峰、费伯雄等医家之说，融会贯通。光绪六年（1880），应诏进京为西太后诊疾，一举成名，名声大振，宫廷里传出"外来医生以马文植最著"的美誉，并获赐御书"福"字及"务存精要"匾额各一，由此蜚声医坛，人称"徵君"。自此，马培之"以外科见长而以内科成名"，马培之门生甚众，比较著名的传人有巢渭芳、丁甘仁、邓星伯、马伯藩、贺继衡等。

明清时期，在江苏这片神奇的大地上诞生了两大著名医学流派，一个是以苏州叶天士为代表的吴门医派，一个是以常州孟河古镇费、马、巢、丁四大家为代表的孟河医派。如果说以叶天士为首的吴门医派代表了中医近代外感病学的辉煌，那么孟河医派则是代表了中医近代辨治疑难病证的辉煌，是中医近代辨治疑难病证的一面旗帜。而马培之就是孟河医派四大家之一，对中医各科都有高深的造诣和成就，尤以外科见长，其外科著作有《马评外科证治全生集》《医略存真》《外科传薪集》《外科集腋》等。

孟河医派有其鲜明的学术特色，以和缓为宗是其重要的学术思想和特点。医案1紧扣"胃喜润而恶燥"之特性，从养阴和胃入手，组方和用药并无奇异之处，但1剂即见症减。医案2，治一久治难愈之胃痛，但马培之据患者主苦，辨其为"胸痹[1]"，而采用半夏瓜蒌薤白白酒汤[2]16剂治愈，不由不令人叫绝。

医案1：养阴和胃法治呕吐案

塘头周某，痰气蕴于胃腑，胸闷嗳腐吞酸，呕吐食物，有热辣之气，腑气不畅，势成关格。拟养阴和胃，理气化痰。

处方：法半夏、泽泻、枳壳、石斛、橘红、甘草、竹茹、芦根、麦冬、茯苓。

二诊：昨进养阴清胃，以降痰热，嗳逆呕吐已见减轻。胸闷未舒，口干作渴，食难下膈，胃阴大伤。从原方进治，原方加北沙参、枇杷叶、粳米。

三诊：肝胃之热清，唯气机未舒，呕吐上嗳未除，阴伤而胃逆未降。宗原方进治。

处方：北沙参、竹茹、枳壳、茯苓、枇杷叶、金橘叶、郁金、泽泻、青盐[3]、半夏、粳米、麦冬、广皮、石斛、佩兰叶。

后服方，原方去泽泻、竹茹、枳壳，加怀山药、黑料豆、毛燕。

（选自《马培之医案》）

医案2：半夏瓜蒌薤白白酒汤治胸痹案

扬州陆姓，胃痛十六年，遍治无效，得洋烟始痛止，久之亦不应，年甚一年，胸痛掣背，喘息抬肩，不能安卧，胸脘膨胀，腑气旬余一解。诊其脉弦大搏指，舌苔垢白。此即《金匮》"胸痹不得卧，胸痛掣背"之候。痰垢积留胸中，溢于经脉，循脉而溢于背。胸中为清阳之府，如离照当空，不受纤翳，地气一上，则真阳蒙遏，膻中之气窒塞不宣。肺胃相灌输，肺肠相表里，肠胃又同府，胃为浊阻，肺气不降，金源中涸，便闭浊结，阴翳愈甚，故痛势愈张。遂以半夏瓜蒌薤白白酒汤方一剂，痛减半，至十六剂而瘥。

（选自《医略存真》）

注：

［1］胸痹：胸痹是指以胸部闷痛，甚则胸痛彻背，喘息不得卧为主要表现的一种疾病。轻者感觉胸闷，呼吸欠畅，重者则有胸痛；严重者心痛彻背，背痛彻心。

［2］半夏瓜蒌薤白白酒汤：出自《金匮要略》，由瓜蒌实、薤白、半夏、白酒适量组成。具有通阳散结、祛痰宽胸功效。主治胸痹。

［3］青盐：是从盐湖中直接采出的盐和以盐湖卤水为原料在盐田中晒制而成的盐。可作食用盐、食物防腐剂，也是制碱、盐酸和氯气的原料，还可提炼金属钠。性味咸、寒，有凉血、明目等功效。

三十二、张聿青医案一则

张聿青（1844—1905），名乃修，又字莲葆，清末著名医家。祖籍江苏常熟，又迁居无锡。父张甫崖，兄仲甫，均业医。自少年时即随父习医，尝旅居沪上十余年，救奇难大症无数，医名大振，从游者甚众。

张聿青擅长老年病辨治，他认为，高年气血亏损，精血亏虚，肝肾日衰，五液皆涸，因而正不胜邪，图治不易，胜负之数，难以预决，所以对高年久病，难求速效，宜长期调治，精心调补。张聿青所治老年病案，补肝肾之法尤为多用，血肉有情之品较为常选。在调和阴阳之中，尤其注重养阴，除滋肾阴、养肝阴外，尚十分注重胃阴，在治疗方法上，多用滋胃阴、护胃气、生津养胃之法。

张聿青十分重视扶正祛邪，或标本、主次、先后、缓急有所侧重，或者兼顾之法治疗。张聿青不仅重视脉诊，也认为舌诊重要，遇到情况复杂的时候，他往往能从舌诊中求得真相。

张聿青毕生勤于临床，经验丰富，传世有《张聿青医案》（又名《医论治案》）20卷。秦伯未谓其："论病处方，变化万端，不株守一家言。"《清代名医医案精华》中录有其医案多则，所记载病案中的多次复诊均精细详尽，分析全面，因而立法得当，方药周到。本书所选之医案为黄疸病，遵从"化湿邪，利小便"之大法，清热、利湿，分消走泄，章法分明。三诊时忽生寒热，在原方基础上，伍入肉桂，仿桂枝汤意调和营卫，均辄手而愈。

医案：从湿热治疗黄疸案

某。湿热蕴遏为黄疸。

处方：制半夏 4.5g，炒青蒿 9g，川朴 3g，上湘军 9g，赤茯苓、白茯苓各 6g，黑山栀 9g，广皮 3g，猪苓 6g，焦麦芽 9g，泽泻 4.5g。

二诊：疸黄大退。再淡以渗湿，苦以泄热。

处方：黑山栀、赤茯苓、猪苓、川朴、大腹皮、泽泻、枳壳、制半夏、麦芽、广皮、上湘军、茵陈。

三诊：营卫不通，忽生寒热。欲和阴阳，当调营卫，欲调营卫，当祛其所以阻我营卫者。

处方：制半夏、范志曲、赤猪苓、郁金、焦麦芽、上广皮、绵茵陈、建泽泻、官桂。

四诊：疸黄大退，湿热未清。

处方：川朴、郁金、赤猪苓、半夏曲、橘红、泽泻、茵陈、官桂、整砂仁、大腹皮、焦麦芽。

（选自《张聿青医案》）

三十三、费绳甫医案三则

费绳甫（1851—1914），字承祖，江苏孟河人。禀承孟河费氏家学，每有独到之处。费氏十世祖费伯雄，以擅治疑难杂症著名，登门求治者甚众，名噪大江南北。著有《医醇》24卷，兵燹后失散颇多，现所存者仅《医醇賸义》4卷、《医方论》4卷。立论以"和缓"为宗，认为在平淡之中可获取神奇之效。不尚矜奇炫异而违反轨度，不事迫切求效而反速危亡。尝说"疾病虽多，不越内伤外感，不足者补之以复其正，有余者去之以求其平，毒药治病，十去其五，良药治病，十去其七，师古人之意而不泥古人之方，方是善学古人，执古方以治今病，往往有凿枘之相人者"。费伯雄对医德非常重视，曾说："欲救人而学医者可，欲谋利而学医者不可，我若有疾，望医之救我者何如，我之父母妻子有疾，望医之相救者何如，易地以观，则利心自淡矣。"

费绳甫系费伯雄之长孙，擅治内科杂病，尤对虚劳调理最具心得。费绳甫尝谓："诊断有四要：一曰明辨见证，二曰探讨病，三曰省察气候，四曰考核体质。盖见证有表里、气血、虚实、寒热之分，病源有六淫、七情、痰、食、劳、逸之异，气候有南北高卑寒暑燥湿之别，体质有阴阳、强弱、老少、勇怯之殊，情况各有不同。必须诊断确实，而后随机应变，则轻重、缓急、大小、先后之法，因之而定。"

费绳甫认为，病有宜补而以泻为补之道，有宜泻而以补为泻之道。有宜寒剂者，以寒剂为类之引。病在上者治其下，病在下者治其上。病同而药异，病异而药同，其义至微，非心细如发者不能辨。药与病合，虽一药可以瘳疾，盖功专而效速。若不识病源，不辨病症，药品数多，攻补杂施，寒温乱投，失其专力，则病未有不加者，欲求有功，难矣。假令一药可以中病，他味相制，功力不著，作用不显。药有当用则用，抵当、承气不嫌其猛，附、桂、理中不嫌其温，参、芪不嫌其补，知柏不嫌其寒。病有外假热而内真寒，有内真热而外假寒，有至虚而有盛候之假实，也有大实而有羸状之假虚，非胆大细心者不能辨证用药。用药如用兵，稍误则成败生死系之。故治疗不辨寒热，不察虚实，孟浪将事，鲜有不偾事者。专于攻伐者，执邪退则正安之成见，正气不复而邪气愈炽矣。

费绳甫治病又兼取东垣、丹溪二家之长，治虚劳主清润平稳，养胃阴则主气味甘淡，独树一帜，有"近代一大宗"之称。求诊者日以百计，中年迁沪，以善治危、大、奇、急诸病享誉于时，因忙于业务，无暇著述，仅于诊余之暇，口授经验。医案1，仅从脉"沉细而弦"中识得病证之真相，从真热假寒，以区区六味养阴清热平淡之药，竟取得一剂知、五剂即康复如初之神效；医案2，妙在医患的那段对话，妙在断其病因为好色"而不敢肆情纵欲"竟致"郁火"为患；医案3，用大剂生津泄邪、两清气血药物合而成方，治疗烂喉痧效若桴鼓，证明烂喉痧属于温病范畴，非伤寒类方之适应病证可知。

医案 1：从真热假寒治胃冷案

江宁蒋瑞生，初病胸脘觉冷，口多涎沫皆冷。医用二陈、平胃不应，用附子理中汤，其冷更甚。即饮滚水，尚不觉热。粒米不进，已经六日，势濒于危，求治于余。诊脉沉细而弦，此胃有蕴热，煎熬津液，化为痰涎，一团涎沫之中，正气流行不到，故胸脘觉冷、口多冷沫。今误认虚寒，用辛热通阳，反助火劫阴，津液尽化为痰，胃阴将涸，故粒米不能下咽。治必清胃热，养胃阴，令热去津生，胃气宣布，涎沫自消。方用：

天花粉三钱　石斛三钱　北沙参三钱　麦冬三钱　甘草四分　白芍钱半

一剂冷涎已减，饮食渐进。再剂涎沫全无，知饥能食。照方加大生地三钱。连服五剂，即康复如初。

（选自《孟河费氏医案》）

医案 2：从郁火治阴茎灼痛案

镇江王子方茂才，得奇疾，入夜茎头发热如火燎，黎明方退。请外科治，误认下疳[1]，敷以末药，反增肿痛。延余诊视，两尺脉来细数。此郁火，非毒火也。洗去敷药，投以养阴清火之剂。

川黄柏一钱　肥知母一钱　大生地四钱　生龟板四钱　女贞子三钱
牡丹皮二钱　明天冬二钱

一剂肿消痛止，二剂热退病痊。

茂才曰：阅方书无此症，先生治之，效如桴鼓，请详示起病之由及治法之妙，以开茅塞。予答曰：君素好色，因身体居弱，而不敢肆情纵欲，火时动而强制之，火气无从宣泄，势必移热喜头，泻其火而滋其水，火清则水精四布，疾自瘳矣。茂才曰：先生所言，丝毫不爽。

（选自《孟河费氏医案》）

医案 3：从瘟疫治烂喉痧案

常州盛杏荪之第四女，壮热无汗，红疹满布，咽喉红肿白腐，舌绛苔黄，诊脉浮弦洪数。温热中夹秽浊，气血皆受燔灼，非用大剂生津泄邪，两清气血，令邪热外泄，秽浊下行，势必深入至脏腑腐烂而后已。此症须参照瘟疫例治，非寻常喉症可比。

用生石膏三两，犀角尖钱（磨冲），酒炒黄芩一钱，丹皮三钱，牛蒡子三钱，薄荷叶钱半，银花三钱，连翘三钱，天花粉三钱，马勃八分，象贝母三钱，金汁[2]二两，芦根四两，竹沥四两。

进三剂，汗出淋漓，发热渐退。照前方加石斛五钱，桑叶三钱，进三剂，大便畅行，热势尽退。照前方去牛蒡、薄荷，加鲜生地四两，咽喉红肿、白腐皆消。唯口渴引饮，心烦不寐，改用天冬二钱，麦冬三钱，大生地三钱，南沙参四钱，石斛三钱，天花粉三钱，川贝母三钱，竹茹钱半，白芍钱半，甘草五分，青皮甘蔗四两。连进五剂，遂愈。

斯时盛氏本人传染是气，亦患喉症，状与前同。照前法减轻治之，一候即痊。行辕患此病者，共四十余人，管用前法治愈。所不及救者，唯如夫人刘氏，邪未清而阳已越；使女兰香，正不胜邪而内陷耳。

（选自《孟河费氏医案》）

注：

[1] 下疳：指发生在男女阴部的早期梅疮，又名"妬精疮""疳疮"。

[2] 金汁：又名"金水"或"粪清"，用于治疗瘟疫类疾病。金汁的制作方法讲究，有严格的要求，大多使用的是十一二岁男童的粪便，而且需要选择冬至前后一个月的粪便，因为那时人的身体状况比较好，粪便不容易变质。打好的原浆还得加入五桶上好的井水或泉水搅拌均匀后，经过竹筛和纱布两道过滤，之后的液体才能装入瓦罐中；再加入一小碗甘草水，最后用碗碟盖住瓦罐，用赤土密封，埋入两米深的泥土里。做"金汁"和酿酒相似，封存的时间越长越好，一般十年以上才能用。一般会分为三层：取其上层清液入药即为金汁，其汁呈微黄（如浅茶色），无毒无味，疗暑热湿毒极效。中层白色，下层是残渣。金汁主要功效为清热解毒、凉血消斑，清热效果极佳，常与生地、水牛角等清热凉血药同用。

三十四、张锡纯医案四则

张锡纯（1860—1933），字寿甫，河北省盐山县人，近代中西医汇通学派的代表人物之一。自幼即学习四书五经及各种医书，青年时即已为人诊病，在沈阳创建"立达中医院"，在天津开办国医函授学校。

张锡纯30岁时开始接受西医学说，著有《医学衷中参西录》一书，总结了他多年的临床经验。他认为中医之理多包括西医之理，沟通中西原非难事。于是他便从医理、临床各科病症，以及治疗用药等方面，均大胆地引用中西医理互相印证，加以阐发。在临床上，他主张中西药物并用，认为中药西药不应互相抵牾，而应相济为用，不要存有疆域之见。他著有《论中西之药原宜相助为理》一篇，文中指出："西医用药在局部，其重在府之标也，中医用药求原因，是重在病之本也。究之标本，原宜兼顾。若遇难治之症，以西药治其标，以中药治其本，则奏效必捷"。因此，他在临床上，经常应用西药加中医复方治疗疾病。他极力推崇阿司匹林治肺结核的降热作用。如说："西药阿司匹林为治结核之良药，而发散太过，恒伤肺阴，若兼用玄参、沙参诸药以滋肺阴，则结核易愈。"

张锡纯治学虽多创论，然措辞婉转，鲜直斥前人之非，与同道多友善，不好贬人贵己，不好大言傲人。中西医论争势若冰炭时，仍本其夙志，撰文论中西医理相通，医界不宜作意气之争，人且以为系中庸之道。但张锡纯对误人至死的庸医却当面斥之为投井下石者，毫不留情。此虽激于义愤，亦可见其忠厚至诚，对患者极端负责。他处世为学以"志诚"为信条，书屋名"志诚堂"。医案1，用滋阴清燥汤妙治风温因过早应用苦寒之剂而致滑泻案，尤其滑石与山药相配，相得益彰，令人钦佩。医案2之辨证条分缕析，如一慈医在旁，逐一分析讲解，用药如汤沃雪。医案3，因"粗人不善述病情"，告诫医生当仔细分析辨别病人的主诉，不能主观臆断。药物有升降沉浮之性，医者要因势利导，"苏梗"与"桔梗"虽一字之差，但升降迥异。医案4，用益气养阴药组成玉液汤，治疗消渴效佳，可以借鉴仿用。

医案 1：用滋阴清燥汤治风温误治滑泄案

奉天一孺子年四岁，得温病邪犹在表，医者不知为之清解，遽投以苦寒之剂，服后滑泻四五日不止。上焦燥热，闭目而喘，精神昏愦。延为诊治，病虽危险，其脉尚有根底，知可挽回。俾用滋阴清燥汤原方，煎汁一大茶杯，为其幼小，俾徐徐温饮下，尽剂而愈。然下久亡阴，余有虚热，继用生山药、玄参各一两，以清之，两剂热尽退。大抵医者遇此等证，清其燥热则滑泄愈甚。补其滑泄，其燥热亦必愈甚。唯此方，用山药以止滑泄，而山药实能滋阴退热，滑石以清燥热，而滑石实能利水止泻。二药之功用，相得益彰。又佐以芍药之滋阴血、利小便，甘草之燮阴阳、和中官，亦为清热止泻之要品。汇集成方，所以效验异常。惠用此方，救人多矣。既势至垂危，投之亦能奏效。

（选自《医学衷中参西录》）

医案 2：从调养肝胃治失眠案

天津徐某，年六十六，于春季得不寐证。因于性嗜吟咏，暗耗心血，遂致不寐。自冬令间有不寐之时，未尝介意，至春日阳生病浸加剧，迨至季春[1]恒数夜不寐，服药皆不效。精神大为衰惫，心中时常发热，懒于饮食，勉强加餐，恒觉食停胃脘不下行。大便干燥，恒服药始下。其脉左部浮弦，右脉尤弦兼硬，一息五至。

辨证：其左脉浮弦者，肝血虚损，兼肝火上升也，阴虚不能潜阳，是以不寐。其右脉弦而兼硬者，胃中酸汁短少更兼胃气上逆也。酸汁少则不能化食，气上逆则不能息息下行传送饮食，是以食后恒停胃脘不下。而其大便之燥结，亦即由胃腑气化不能下达所致。

治法：治此证者，宜清肝火、生肝血、降胃气、滋胃汁，如此以调养肝胃，则夜间自能安睡，食后自不能滞矣。

处方：生怀山药 30g，大甘枸杞 25g，生赭石 18g，玄参 15g，北沙参 15g，生杭芍 15g，酸枣仁 12g，生麦芽 9g，生鸡内金 5g，茵陈 5g，甘草 6g。共煎一大盅，温服。

将药服 2 剂，夜间可睡两三点钟，心中已不发热，食量亦少加增，大便仍滞，脉象不若从前之弦硬，遂即原方略为加减，俾再服之。

处方：生怀山药 30g，大甘枸杞 25g，生赭石 18g，玄参 15g，北沙参 15g，酸枣仁 12g，龙眼肉 9g，生杭芍 9g，生鸡内金 5g，生远志 5g，茵陈 3g，甘草 5g。共煎汤一大盅，温服。

将药连 3 剂，夜间安睡如常，食欲已振，大便亦自然通下。唯脉象仍有弦硬之意，遂将方中龙眼肉改为 25g，俾多服数剂以善其后。

（选自《医学衷中参西录》）

医案 3: 重用黄芪治大气下陷案

一人,年二十余。因力田劳苦过度,致胸中大气下陷,四肢懒动,饮食减少,自言胸中满闷,其实非满闷,乃短气也。粗人不善述病情,往往如此。医者不能自审病因,投以开胸理气之剂,服之增重。又改用半补半破之剂,服两剂后,病又增重。又延他医,投以桔梗、当归、木香各数钱,病大见愈,盖全赖桔梗升提气分之力也。医者不知病愈之由,再服时,竟将桔梗易为苏梗,升降易性,病骤反复,自此不敢服药。迟延二十余日,病势垂危,喘不能卧,昼夜倚壁而坐,假寐片时,气息即停,心下突然胀起,急呼醒之,连连喘息数口,始觉气息稍续;倦极偶卧片时,觉腹中重千斤,不能转侧,且不敢仰卧。

延愚诊视,其脉乍有乍无,寸关尺三部,或一部独见,或两部同见,又皆一再动而止。此病之危,已至极点。因确知其为大气下陷,遂放胆投以生箭芪一两,柴胡、升麻、萸肉(去净核)各二钱。煎服片时,腹中大响一阵,有似昏愦苏息,须臾恍然醒悟。自此呼吸复常,可以转侧轻松。其六脉皆见,仍有雀啄之象。自言百病皆除,唯觉胸中烦热,遂将方中升麻、柴胡,皆改用钱半,又加知母、玄参各六钱,服后脉遂复常。唯左关叁伍不调,知其气分少根柢犹未实也。遂用野台参一两,玄参、天冬、麦冬(带心)各三钱,两剂痊愈。

(选自《医学衷中参西录》)

医案 4: 玉液汤治消渴案

邑人[2]某,年二十余,贸易津门,得消渴证。求津门医者,调治三月，更医十余人不效。归家就医于愚。诊其脉甚微细，旋饮水旋即小便，须臾数次。投以此汤（玉液汤）：生山药一两，生黄耆五钱，知母六钱，生鸡内金捣细二钱，葛根钱半，五味子三钱，天花粉三钱。加野台参四钱，数剂渴见止，而小便仍数。又加萸肉五钱，连服十剂而愈。

（选自《医学衷中参西录》）

注：

［1］季春：春季三月，第一月为孟春，第二月为仲春，第三月为季春。

［2］邑人：是指同乡之人。陶渊明《桃花源记》中云："自云先世避秦时乱，率妻子邑人，来此绝境，不复出焉，遂与外人间隔。"

三十五、丁甘仁医案四则

　　丁甘仁（1866—1926），名泽周，江苏省常州市孟河人，近代著名中医学家和中医教育家，上海中医专门学校创始人。少年时始读医学经典，12岁拜师习医，受益于孟河名医马氏、费氏、巢氏的医学思想。初行医于孟河，1884年到苏州悬壶，1890年前往上海，经沪上孟河名医巢崇山推荐，于上海仁济善堂施诊，又从伤寒学派大家汪莲石先生游，他坚持虚心学习的态度，尝谓"学无止境，见闻宜广。"与当时的余听鸿、唐容川、张聿青诸同道常相交往，不断吸取各家之长，造诣日深，通晓内、外、咽喉诸科，后在福州路创办了自己的诊所，于临床内、外、妇、幼、喉科及疑难杂症无一不精，而在医治外感热病方面更卓有成效，名震大江南北。

　　在学术上，丁甘仁推崇张仲景《伤寒论》，临证处方以六经辨证为纲。他认为，把握六经分治准则是分析病情、辨证用药的关键。曾谓临证有两大法门：一为《伤寒论》之六经病，一为《金匮要略》之杂病，此二书为中医辨证施治的主要依据，二者不可缺一。

　　丁甘仁对外感热病的研究，宗《伤寒论》而不拘泥于伤寒方，宗温病学说而不拘于四时温病。尝谓："读古人书，自己要有见识，从前人的批判中，通过自己的思考，来加以辨别。并须通过临床实习，接触实际病例，方能心领神会，达到运用自如。"

　　丁甘仁认为，临诊时：一要估计患者体质的强弱，二要酌量病势的轻重缓急，三对患者的居处习惯、饮食嗜好等也要做适当的考虑。在投药无效时，必须细究其原因，是药不对症，还是药不胜病，然后加以变动。对病后调理及久治不愈的慢性疾病要注意顾护脾胃。医案1，前师从肝气入络、血不养筋治疗均未获效，而从寒痹治疗速效，其原因仍然在于未能"审其致病之源"之故；医案2，从肺脾治疗水肿，遵循的是肺为水之上源、土能制水之经典理论，示人学习经典的重要性；医案3，用麻杏石甘汤治烂喉痧案，说明伤寒方亦可用于治疗温病，伤寒与温病没有绝对界限之分；医案4，用麻杏石甘汤加味治疗外寒内热之咳嗽，开痹达邪，清肺化痰，效若桴鼓之应，足见辨证之重要。

医案1：独活寄生汤合吴茱萸汤治痹症案

严右。腰髀痹痛，连及胯腹，痛甚则泛恶清涎，纳谷减少，难于转侧。腰为少阴之府，髀为太阳之经，胯腹为厥阴之界。产后血虚，风寒湿乘隙入太阳、少阴、厥阴之络，营卫痹塞不通，厥气上逆，夹痰湿阻于中焦，胃失下顺之旨。脉象尺部沉细，寸关弦涩，苔薄腻。书云：风胜为行痹，寒胜为痛痹，湿胜为着痹。痛为寒痛，寒郁湿着，显然可见。羌延两月之久，前师谓肝气入络者，又谓血不养筋者，理亦近是，究未能审其致病之源。鄙拟独活寄生汤合吴茱萸汤加味，温经达邪，泄肝化饮。

紫丹参二钱　云茯苓三钱　全当归二钱　大白芍一钱五分　川桂枝六分青防风一钱　厚杜仲二钱　怀牛膝二钱　熟附片一钱半　细辛三分　仙半夏三钱　淡吴萸五分　川独活一钱　桑寄生二钱

服药五剂，腰伸胯腹痹痛大减，泛恶亦止，唯六日未更衣，饮食无味。去细辛、半夏，加砂仁七分，半硫丸一钱五分，吞服。又服两剂，腑气已通，谷食亦香。去半硫丸、吴萸，加生白术一钱五分，生黄芪三钱，服十剂，诸恙均愈，得以全功。足见对症用药，其效必速。

（选自《中华历代名医医案全库》）

医案 2：从肺脾治疗水肿案

产后二月余，遍身浮肿，颈脉动，时咳，难于平卧，口干欲饮，大腹胀满，小便短赤。舌光无苔，脉虚弦而数。良由营阴大亏，肝失涵养，木克中土，脾不健运，阳水湿热，日积月聚，上射于肺，肺不能通调水道，下输膀胱，水湿无路可出，泛滥横溢，无所不到也。脉证合参，刚剂尤忌。急以养肺阴以柔肝木，运中土而利水湿。冀望应手，庶免凶危。

处方：南沙参 9g，北沙参 9g，连皮苓 12g，生白术 6g，清炙甘草 1.5g，怀山药 9g，川石斛 9g，广陈皮 3g，桑白皮 6g，川贝母 9g，甜光杏 9g，大腹皮 6g，汉防己 9g，冬瓜皮 9g，生薏苡仁 15g。另用冬瓜汁温饮代茶。

二诊：服药三剂，小溲渐多，水湿有下行之势。遍身浮肿，稍见减轻，而咳嗽气逆，不能平卧，内热口干，食入之后，脘腹饱胀益甚。舌光红，脉虚弦带数。皆由血虚阴亏，木火上升，水气随之逆肺，肺失肃降之令，中土受木所晦，脾失健运之常也。仍宜养金制木，崇土利水，使肺有治节之权，脾有砥柱之力，自能通调水道，下输膀胱，而水气不致上逆矣。

处方：南沙参 9g，北沙参 9g，连皮苓 12g，生白术 6g，清炙甘草各 1.5g，川石斛 9g，肥知母 4.5g，川贝母 6g，桑白皮 6g，大腹皮 6g，汉防己 6g，炙白苏子 4.5g，甜光杏 9g，冬瓜子皮 9g，鸡金炭 6g。

（选自《丁甘仁医案》）

医案 3: 麻杏石甘汤治烂喉痧案

顾左，年三十余，在泸南开设水果行。

患喉痧七天，寒热无汗，痧麻布而隐约，咽喉肿痛，牙关拘紧，甚则梦语如谵。诊其脉郁数不扬，视舌色薄腻而黄。余曰：此疫邪将欲内陷，失表之症也。急进麻杏石甘汤，得畅汗，痧麻满布，热解神清，咽喉肿红亦退，数日而安。

（选自《喉痧证治概要》）

医案 4: 麻杏石甘汤加味治咳嗽案

程某，肺素有热，风寒外束，腠理闭塞，恶寒发热，无汗，咳呛气急，喉痛音哑，妨于咽饮，痰声辘辘，烦躁不安。脉象滑数，舌边红，苔薄腻黄。邪郁化热，热蒸于肺，肺炎叶举，清肃之令不得下行。阅前服之方，降气通腑，病势有增无减，其邪不得外达，而反内逼，痰火愈亢，肺气愈逆，症已入危。急拟麻杏石甘汤加味，开痹达邪，清肺化痰，以冀弋获为幸。

净麻黄五分　生石膏（打）三钱　光杏仁三钱　生甘草五分　薄荷叶八分　轻马勃八分　象贝母三钱　连翘壳三钱　淡豆豉三钱　黑山栀二钱马兜铃一钱　冬瓜子三钱　活芦根（去节）一尺　淡竹沥一两（冲服）

二诊：服药后得畅汗，寒热已退，气逆痰声亦减，佳兆也。唯咳呛，咯痰不出，音哑咽痛，妨于咽饮。舌质红，苔黄，脉滑数不静。外束之邪，已从外达，痰火内炽，肺炎叶举，清肃之气仍未下行。肺为娇脏，位居上焦，治上焦如羽，非轻不举，仍拟轻开上焦，清肺化痰，能无意外之虞，可望出险入夷。

净蝉衣八分　薄荷叶八分　前胡五分　桑叶皮各二钱　光杏仁三钱　象贝母三钱　生甘草八分　轻马勃八分　炙马兜铃一钱　冬瓜子三钱　胖大海三个　连翘三钱　活芦根（去节）一尺　淡竹沥（冲服）一两

三诊：音渐开，咽痛减，咯痰难出，入夜口干，加天花粉三钱，连服四剂而痊。

（选自《丁甘仁医案》）

三十六、曹颖甫医案三则

曹颖甫（1866—1938），名家达，一字尹孚，号鹏南，晚署拙巢老人，江苏江阴人。1895 年举孝廉，邃文学又知医，尔后入南菁书院深造。时山长黄以周（元同）为晚清经学大师，尝于治经之余以考据训诂之法移治医经，对《伤寒论》研究造诣颇深。曹氏师承有自，于伤寒学方面颇得黄氏师传，时常以仲景之方为人治病，得心应手。主张以研究经方作为学习中医的基础，丁甘仁在上海创办"上海中医专门学校"，延聘曹氏至沪，于 1927 年迁至上海行医，兼主同仁辅元堂诊务和上海中医专门学校教务长。临证数十年，经验丰富，疗效卓著。但凡他医所谓不治之证，经其治疗者多愈。亲自给学生教授仲景之《伤寒论》《金匮要略》，讲解透彻，深入浅出，折服学生。曹颖甫学生达数百人，秦伯未、章次公、严苍山、姜佐景等皆继其术。

曹颖甫提倡大病用大药，沉疴遣重剂，善用峻猛攻逐之剂治疗重病顽疾，其言："夫甘遂之破水饮，葶苈之泻痈胀，与皂荚之消胶痰，可称鼎足而三。唯近人不察，恒视若鸩毒，弃良药而不用。"并警示后人："世有畏方剂猛峻而改用轻剂者，请以是为前车之鉴。"在《经方实验录》所载医案中，其疾病治疗全过程或某一阶段以攻逐法作为治则者约占全案的 47%，临证所用攻逐法方剂约占全书方剂的 35%，由此可见曹氏运用攻逐法之广泛。此外，《经方实验录》载有误下案，可知曹氏对攻逐之法运用很讲究分寸，常"衰其大半而止"，继用平和之味调治善后，免伤胃气及阴液下脱。对体质极虚不堪攻下者，因念"虚虚"之诚，变通地清胃肠热，缓缓图功，体现曹氏"治病用药当观其通，墨守成方，直木偶人耳"的因人论治观。

曹颖甫与著名中医教育家丁甘仁为莫逆之交，常在一起探讨医理，甚为相得。曹氏还能书、善画、工文章。擅画梅，毕生风骨寓于画意，傲气凌然。八一三事变，曹避居故里，拒绝出任维持会会长，坚贞不屈而被日军杀害，其史迹载入江阴忠义祠。

所著医书有《伤寒发微》《金匮发微》《经方实验录》《曹颖甫医案》等，理论透彻周详而又实用。其中《经方实验录》是曹氏长期临床效验的缩影和精华荟萃。曹氏一生治医专宗仲景，善用经方而闻名，其间用经方取效者十常八九。《经方实验录》分上、中、下3卷，共计92案。其中大多医案有一剂知、二剂已，甚则覆杯而愈的效果。医案1，从月经二月未行入手，判断为蓄血发狂，沿用仲景之桃核承气汤[1]，一剂即取得明显效果，经方之神奇可见一斑；医案2，妙在能识得"肠痈屡经攻下，病根未拔"，而仍然坚持再用前医攻下之；医案3，用大承气汤治阳明三急下[2]症，由于慧眼识证，竟一剂取效，中医是不是慢郎中，斯案可做凭证。

医案1：桃核承气汤治蓄血发狂案

住毛家弄鸿兴里门人沈石顽之妹，年未二十，体颇羸弱。一日出外市场，骤受惊吓，归即发狂，逢人乱殴，力大无穷。石顽亦被击伤腰部，因不能起。数日后，乃邀余诊。病已七八日矣，狂仍如旧。石顽扶伤出见。问之，方知病者经事二月未行。遂乘睡入室诊察，脉沉紧，少腹似胀。因出谓石顽曰：此蓄血证也，下之可愈。遂疏桃核承气汤与之。

桃仁一两，生军五钱，芒硝二钱，炙甘草二钱，桂枝二钱，枳实三钱。

翌日问之，知服后下黑血甚多，狂止，体亦不疲，且能喝粥，见人羞避不出。乃书一善后之方与之，不复再诊。

（选自《经方实验录》）

医案 2：大黄牡丹汤治肠痈案

史惠甫先生。初诊：腹痛偏右，瘥而复发，便燥结，拟大黄牡丹汤（他医诊治略）……肠痈屡经攻下，病根未拔。昨由姜君用大黄牡丹汤[3]，腹胀略减。以证情论，仍宜攻下，仍用原法加减。

生川军五钱（后入）　冬瓜仁一两　桃仁八十粒　粉丹皮一两　当归五钱　芒硝三钱（冲）　杜赤豆四两（煎汤浓后入前药）

二诊：昨用大黄牡丹汤加当归、赤豆。服汤后，肠中有水下行，作辘辘声。所下黏腻赤色之物，非脓非血。此种恶浊久留肠中，必化为黑色之河泥状。盖此证肠中必有阻塞不通之处，故谓之痈。痈者，壅也。然则不开其壅，宁有济乎？病根未拔，仍宜前法减轻。

生川军三钱　丹皮五钱　桃仁五十粒　当归五钱　冬瓜一两　赤芍五钱　芒硝二钱（冲）　败酱草五钱　杜赤豆四两（煎汤后入前药）　二剂

三诊：两进加味大黄牡丹汤，肠中宿垢渐稀。唯脐右斜下近少腹处按之尚痛，则病根尚未尽去也。仍用前法减硝、黄以和之。

粉丹皮一两　冬瓜子一两　生苡仁一两　桃仁泥五钱　败酱草五钱京赤芍六钱　生甘草二钱　当归五钱　桔梗三钱　杜赤豆四两（煎汤代水）　六剂

四诊：肠痈近已就痊，唯每日晨起大便，患处尚觉胀满，恐系夙根未除。然下经多次，气血大亏，时时头晕，脉大，虚象也。当以补正主治，佐以利下焦水道。

大川芎一两　全当归五钱　大熟地四钱　春砂仁一钱　赤白芍各三钱
猪苓三钱　明天麻四钱　陈皮三钱　泽泻二钱　生白术五钱　冬葵子五钱

（选自《经方实验录》）

医案3：大承气汤治高热头痛案

师曰：予尝诊江阴街肉庄吴姓妇人，病起已六七日，壮热，头汗出，脉大，便闭七日未行，身不发黄，胸不结，腹不胀满，唯满头剧痛，不言语，眼张，瞳神不能瞬，人过其前，亦不能辨，证颇危重。余曰："目中不了了，睛不和，燥热上冲，此《阳明篇》三急下证之第一证也。不速治，行见其脑膜爆裂，病不可为矣。"于是遂书大承气汤方与之。

大黄四钱　枳实三钱　川朴一钱　芒硝三钱

并嘱其家人速煎服，竟一剂而愈。

（选自《经方实验录》）

注：

[1] 桃核承气汤：活血祛瘀的方药，泻热逐瘀。主治下焦蓄血证。少腹急结，小便自利，其人如狂，甚则烦躁谵语，至夜发热，或妇人闭经痛经，脉象沉实或涩。

[2] 阳明三急下：源于《伤寒论·阳明病篇》，指急性热病传至阳明腑实阶段的三种急下证。阳明病急需应用下法的三证型，即急下法适用于汗津越于外、腹满津结于内、目睛不慧而津枯于内。《伤寒论·阳明病篇》："伤寒六七日，目中不了了，睛不和，无表里证，便难，身微热者，此实也，急下之，宜大承气汤。""阳明病，发热汗多者，急下之，宜大承气汤。""发汗不解，腹满痛者，急下之，宜大承气汤。"

[3] 大黄牡丹汤：由大黄、牡丹、桃仁、瓜子、芒硝等组成，出自《金匮要略》卷中。

三十七、贺季衡医案一则

　　贺季衡（1866—1934），名钧，晚年号指禅老人，江苏丹阳人。贺钧小时候在私塾读书，天资聪颖，10 岁便参读医书，能"撮要背诵并有所领会"。14 岁时，拜孟河名医马培之为师学医。贺钧学医很认真，进步很快。马培之感到特别惊喜，很器重他，常常耐心地教给他珍贵秘方。五年过后，贺钧学有所成，准备回家了，马培之挽着他的手说："我的医术由你去发扬光大，我放心了。"回家后，贺钧开始行医。起初，人们都小瞧他，嫌他年轻，半信半疑地前去就诊。看见他开的药方与众不同，且疗效很好，相信他的人渐渐多了起来。几年之后，贺钧的医术有了更大的提高，许多令其他医生束手无策的疾病，到了贺钧这儿，治一个好一个，因此，他的名声日益大了起来。从此以后，无论是严寒酷暑，还是刮风下雨，贺钧诊室门庭若市，邻城外省的患者都慕名而来。许多疑难杂症经过他的诊治，都能取得明显的疗效。

　　贺季衡为人治病总是先详细地询问病情，切脉之后，就冷静思考片刻，凝神寻求患者得病的原因，然后从容地开出药方，并再三检查核实后，才把药方交给患者。他常说："学无止境，医学是精微深奥的，浅尝辄止是不可能有所成就的。"贺钧熟读了历代医学名著，吸收其精华并与马培之的传授相融合，通过不断实践，以"重调查了解症状，精心诊断，敢于创新，胆大心细"等特点而自成贺氏学派。遗著《贺季衡医案》经其孙贺桐孙等辑释行世。全书共选贺季衡先生遗案 395 则，多是复诊连续，治有成效；或病情复杂，辨证施治别具一格；或病例特殊，立法可资临证借鉴者。下述医案，据"舌苔腐白，脉沉细不起"而辨为"伏风与痰浊久结肺络"咳喘，用小青龙汤一剂即见显效。

医案：小青龙汤治咳喘案

蔡男，去冬呛咳起见，或轻或重，甚则痰鸣气粗，喘息有音，不能平卧，痰难出，舌苔腐白，脉沉细不起。伏风与痰浊久结肺络，随气机而升降，状如哮喘。拟小青龙汤出入，开肺化痰。

麻黄八分　淡干姜八分　姜半夏一钱五分　五味子八分　旋覆花一钱五分（包）　薄橘红一钱　金苏子三钱（炒）　云苓三钱　贡沉香五分　大杏仁三钱　川桂枝八分　姜汁三滴　白果七粒（取汁冲）

二诊：昨进小青龙汤，哮喘就平，痰出极多，唯仍未能平卧，痰鸣脘闷，右脉较起，舌苔仍腐白。伏风顽痰搏结未化，肺气不利。当守原意进步。

麻黄八分　川桂枝八分　淡干姜八分　大白芍二钱　五味子八分（炒）　北细辛五分　姜半夏二钱　炙甘草五分　大杏仁三钱　金苏子三钱（炒）　薄橘红一钱五分　姜汁三滴　白果七粒（取汁冲）

（选自《贺季衡医案》）

三十八、范文甫医案一则

范文甫（1870—1936），名赓治，晚年改字文虎，浙江鄞县西乡人。自幼聪慧好学，才智过人，初习举子业，后无意仕途而弃儒从医。范文甫的父亲范邦周精通医道，范文甫就向自己的父亲学习"疡伤外科"。游学扬州时，范文甫遇到一位精通医道的高僧。这位高僧指点范文甫如何望色察舌，并授以经方，范文甫还从这位高僧处学到了疡伤外科以及针灸医术。范文甫特别推崇《黄帝内经》《伤寒论》《金匮要略》这三本经典医书，执医 40 余年，蜚声杏林，门墙桃李，遍及江浙，为近代著名医学家。《鄞县县志》上说："先生初擅疡伤，继专精内科。主古方，好用峻剂。患者至门，望见之，即知其病所在，投药无不愈……"

范文甫襟怀坦荡，耿直，豪爽，有古侠士之风，对富贵权势冷眼相待，刚直不阿。时值军阀张宗昌拥兵数十万，其名显赫，患小疾邀范文甫就诊。范氏察色按脉，遂书一方。张嫌其处方案语简短，药味精少，药价低贱。范氏反讥之："用药如用兵，将在谋而不在勇，兵贵精而不在多，乌合之众，虽多何用！"四座惊骇，范氏仍旁若无人，谈笑自如。镇海当地有一吝啬巨富，其妻难产，两昼夜未娩，奄奄一息，乃邀范氏急诊。范氏诊后，笑曰："不妨，我自有良方催产。遂拟方：猪肉百斤（需急宰），取四蹄，大锅煎汁，顿服一大碗。主人照办，果顺产一婴。同去门人问他：'活宰猪肉与市售有何区别？'范氏笑曰："守财奴视钱为命，不如令其破钞，大家享享口福。"肉汤催产法出自《王孟英医案》，范文甫不仅运用自如，解救危急，同时又贬罚巨富，一举两得，令人称绝。

范文甫以组方精炼而著称，反对胸无定策，漫无主见，杂药乱投。推崇处方用药灵活应用，应重则重，当轻则轻。如以"越婢汤"治风水、黄疸，麻黄常用至六钱。曾治一小儿麻毒内陷之险症，麻黄竟用至八钱，由于症结洞识，用药果断，故收截断顿挫之效。当时沪上丁甘仁、徐小圃等名医，亦为之叹服。

范文甫过世后，他的弟子整理出版了《范文虎医案》。医案不拘形式，随笔写就，有的只书一二字，有的数百言，嬉笑怒骂，皆成文章。下述医案，用麻杏石甘汤治疗肺热下迫泄泻，非常法却又有至理，出奇制胜，令人叹服。

医案：从肺热下迫治泄泻案

上海一名贾，年三十余，形气壮实，饮食如常，而苦于泄泻，日五六次，已五月余。遍历名医，投清利、峻攻、固涩、温脾、温肾之剂皆无效果，邀余至上海往诊。余按其脉，右寸独紧，其余皆平，呼吸略气促，便意迫急。余曰：此乃肺移热于大肠之候也。肺与大肠相表里，肺有余热则下移大肠，大肠受之则为暴注下利。前医治病，未求其本，故而不效也。投以麻杏石甘汤，麻黄用三钱。药后当夜微汗，次日余按其脉，右寸转平。告曰：此将愈之兆也。果然，即日泄泻停止。五月之病，安然而愈。

（选自《范文甫专辑》）

三十九、恽铁樵医案一则

恽铁樵（1878—1935），名树珏，别号冷风、焦木、黄山，江苏省常州市孟河人。自幼孤苦，5岁丧父，11岁丧母，由族人抚养长大。他励志读书，13岁就读于私塾，16岁考中秀才，20岁全部读完了科举经典。1903年考入上海南洋公学，毕业成绩最佳。曾任长沙某校教授，后在上海商务印书馆任编译，主编《小说月报》，以译西洋小说著称。恽铁樵、精通英语，成为近代中医界既精通旧学，又系统接受新学制教育的第一人，积极主张吸取现代科学知识发展中医。中年以后，因三子皆因伤寒而亡，乃奋力钻研医学，受业于名医汪莲石。白天为人治病，夜晚握笔著书，计有《群经见智录》《伤寒论研究》等著作25种。

恽铁樵所处时代正值中西文化交汇之际，业医者大多忽视理论学习，而仅侧重于具体方药的积累和研究，致使《黄帝内经》等经典著作被束之高阁。恽铁樵从维护中医学理论体系科学性的角度出发，通过剖析《黄帝内经》的理论实质，对构成中医学理论基础的阴阳、五行、六气等令人费解之处做了比较圆满的解释。他所提出的"四时五行"观点，把自然界四时的交替变化看作宇宙万物变化的支配力量，从而揭示出《内经》的理论核心与自然界的运动变化规律一脉相承，即由四时的风寒暑湿化生出六气，由四时的生长收藏化生出五行，再由四时五行派生出五脏。

恽铁樵业医之际，正值国内中医与西医的并存、论争之时，特别是西医余云岫刊布《灵素商兑》，认为中医不科学之后，中西医学之争日趋激烈。恽铁樵是当时中医学界第一位挺身而出，迎接余云岫的挑战者。受其影响，陆渊雷、吴汉仙、陆士谔、杨则民等亦纷纷著书立说，回应余云岫的挑战。在这场中西医学的论争当中，恽氏起到了至关重要的作用。

对于痨病吐血的治疗，恽铁樵主张对于因药误或误补，以致伤风不醒而成痨者，以荆芥、防风、象贝、杏仁等疏泄风邪，以茜根炭、藕节等止血；若风邪郁肺化热者，可同时加入黄芩、款冬花等。对于因举重伤力，剧烈运动损伤肺络者，轻者以七厘散，重者以地鳖虫、紫金丹止血疗伤。对于盛怒伤气，肝胆之火上逆，阳络损伤而大吐血；或肺阴受灼，痰中夹血者，以花蕊石、童便为特效药，茜根炭、地榆炭、仙鹤草、五胆药墨、三七等为辅药。他认为肺痨的治疗，用药不在乎多，而在方药合度，毋庸更张。

所选医案，是其为家人所治病案，在其二公子、三公子相继死于伤寒后，再遇四公子患同样病，经过反复思考，终于下定决心，打破"医不医自家病"之陈规，毅然遵《伤寒论》之旨，施以麻黄汤，终获"汗出喘平"之效。

医案：麻黄汤治伤寒喘证案

二公子、三公子相继病伤寒殇。先生痛定思痛，乃苦功《伤寒论》……如是者有年，而四公子又病伤寒，发热，无汗而喘。遍请诸医家，其所疏方，仍不外乎历次所用之豆豉、山栀、豆卷、桑叶、菊花、薄荷、连翘、杏仁、象贝等味。服药后，热势依然，喘益加剧。先生乃终夜不寝，绕室踌躇，迨天微明，乃毅然曰：此非《伤寒论》"太阳病，头疼，发热，身疼，腰疼，骨节疼痛，恶风，无汗，而喘者，麻黄汤主之"之病而何？乃援笔书：麻黄七分，桂枝七分，杏仁三钱，炙草五分。持方与夫人曰：吾三儿皆死于是，今四儿病，医家又谢不敏。与其坐而待毙，曷若含药而亡！夫人默然。嗣以计无他出，乃即配药煎服。先生则仍至商务印书馆服务。及归，见病儿喘较平，肌肤有润意，乃更续予药，竟得汗出喘平而愈。

（选自《经方实验录》）

四十、冉雪峰医案二则

　　冉雪峰（1879—1963），原名敬典，后更名剑虹，别号恨生，四川巫山人。出身于医药世家，12 岁起随父采药习医，17 岁开诊于故里，38 岁悬壶于湖北武昌。1919 年，当选为湖北省中西医会第一届正会长。1923 年，创办湖北私立中医专门学校，冀以"发扬国粹，造就真材"。1950—1955年，曾在重庆卫生工作者协会、重庆中医进修学校工作。1955 年 11 月奉调入京，到中国中医研究院（现中国中医科学院）工作。

　　冉雪峰经常运用《内经》理论分析病情，既能遵从古法，又能创造性地运用。如对中风病的论治，治疗上主张心脑并治，平降冲逆之气血，结合育阴潜阳，或涤痰开窍，或降火宁心，或消瘀通络，视证而施。常用《金匮要略》风引汤、百合地黄汤，《普济本事方》白薇汤、真珠丸等古方化裁施治。

　　冉雪峰采用"太素清燥救肺汤"和"急救通窍活血汤"等方药治疗鼠疫，收到良好疗效，并著有《温病鼠疫问题解决》《霍乱症与痧症鉴别及治疗方法》和《麻疹商榷正续篇》等文，因而驰名三镇，享誉医林。

　　《冉雪峰医案》属实录式医案，共录入 71 则案例。每个案例对病人的一般情况、临床表现、辨证分析、选用方药都有较为详细的阐述；在案例的描述上大多采用夹叙夹议的形式，既清楚地说明了病情和治疗过程，同时还阐述了其治疗和用药的思路。医案 1，以《内经》之薄厥、煎厥之旨，用镇敛浮阳治标为主法治疗中风，60 天得痊愈之功；医案 2，用大剂乌头配合桂枝汤治疗一频繁遗精案，案中形象地描述了用乌头后的"瞑眩"状态，令人难忘。

医案 1：镇敛浮阳法治中风案

汉口剧界余洪元，前当六十岁时，曾经中风，口眼歪斜，半身不遂，卧床不起，不唯不能坐行，且不能转侧，面赤气粗（风犹未息），痰声辘辘，神志半昏，时或晕瞀，食亦不下，非难吞即自落下。时历四月，中西方药无效，延余诊治。脉乍密乍疏，弦劲中带滞涩象，病机脉象均颇坏，此病乃《素问》所谓血之与气，并走于上，则为大厥；血菀于上，使人薄厥。病者年逾花甲，献身文艺界，无暇休息，平时血压既高，工作又忙，烦劳则张，平衡失驭，风阳上冒，激荡不宁，均是促成此病暴发因素。且病逾百日，犹复面赤气粗，气血上并，冲激未已，病之坏处在此。然气来犹盛，未成痼疾，以我阅历，病犹可愈。此际治疗，镇敛浮越，平戢孤亢（息未息之风），冀可暂免急遽变化，再商办法。

拟方：白薇、百合各三钱，龙骨、牡蛎各四钱，紫石英、灵磁石、赤石脂各三钱，寒水石、滑石各六钱，大黄一钱五分，铁锈末三钱，荆沥、竹沥各五钱（二沥冲服）。

一周略安，得大便一次，原方减大黄为一钱，加琥珀末五分，怀牛膝四钱；又一周渐佳，大便二次，面赤气粗、痰塞神昏等象锐减，手足能动，勉能起坐，原方去大黄、铁锈。加鲜生地一两，山萸肉三钱，约二周，病愈大半。后于前方去寒水石、滑石、荆沥，时加菖蒲、泽兰、甘松、橘络、青木香等，前后约六十日，痊愈。

（选自《冉雪峰医案》）

医案 2: 桂枝乌头煎治遗精案

湖北王某, 素弱多病, 频年[1]患遗精, 时愈时发, 工作如常, 不以为意。初每三五日一遗, 继则每日必遗, 最后不敢寐, 寐而眼闭即遗, 虽欲制止而不能。色夭不泽, 困惫不支, 甚至不能步履。经月不出卧室, 即在室内起立, 亦须靠桌靠椅, 延予商治。诊其脉微细小弱而兼虚弦、虚数, 皮肉消脱, 眼胞微肿, 指头冷, 少腹急结, 恶寒甚, 躁烦。

方用: 乌头一两, 水二杯半, 煮取半杯, 去滓; 纳白蜜二两, 再煮, 令水尽, 以桂枝汤一杯溶解之。初服半剂, 越六时不知, 余半剂尽服之。讵夜半三时许, 吐两次, 面如妆朱, 昏顿不语, 予曰: 勿讶,《金匮》桂枝乌头煎方注云: 其知者如醉状, 得吐为中病, 若药不瞑眩[2], 厥疾弗瘳。稍待, 清醒再诊。明晨往诊, 厥回神清, 手足温, 自觉两臂、两胯较有力, 有能起行意, 病即从此转关, 续以二加龙骨牡蛎汤、炙甘草汤等加桑螵蛸、覆盆子、菟丝子、补骨脂, 随病机出入调摄痊愈。

(选自《冉雪峰医案》)

注:

[1] 频年: 指连续几年。比如, 频年水灾。

[2] 瞑眩: 本来是指头昏目眩、眼睛睁不开的症状, 但古书往往把瞑眩和药物反应联系起来。《尚书·说命篇上》: "若药不瞑眩, 厥疾弗瘳。"孔颖达疏: "瞑眩者, 令人愤闷之意也。"即服药后出现恶心、头眩、胸闷等反应的, 称为"瞑眩"。

四十一、施今墨医案四则

　　施今墨（1881—1969），原名毓黔，字奖生，浙江省杭州市萧山区人，中医临床家、教育家。年幼时，因母患病体差，遂立志学医。河南安阳名医李可亭为其舅父，在施今墨13岁时，即教授其岐黄医学。施今墨学习十分刻苦，加之聪颖过人，20岁左右即已经通晓中医理论，可以独立行医了。

　　施今墨先生在学术上提倡中西医结合，早在20世纪30年代，他就明确指出："吾以为中医之改进方法，舍借用西学之生理、病理以相互佐证，实无别途。"他认为，中西医病名应该统一。早在20世纪20年代，他诊病就应用西医病名，结合中医辨证；并应用血压计、听诊器、体温表等协助诊断，这在当时确属罕见。他所配制的成药，也打破千百年的传统，采用现代医学名称，如气管炎丸、神经衰弱丸等，均疗效显著，深受国内外患者欢迎。

　　施今墨毕生致力于中医事业的发展，治愈了许多疑难重症，创制了许多新成药，献出700个验方，为中医事业做出突出贡献，在国内外享有盛誉，为昔日"北京四大名医"之一。他曾说："治疑难大症，必须集中优势兵力，一鼓作气，始能奏效，因循应付，非医德也。"

　　施今墨遣方用药自成一格，其处方配伍精当，药品繁多，前后搭配无不相合，博得了"雍容华贵"的美誉。他擅用大方，药品的搭配极有法度，与一般医生之随意堆砌药物，断不可同日而语。中医遣方用药，对每药的使用都必须与其他药物相互为用，七情和合。因此，药味越多，就越容易出现不和、不当的搭配，影响全方的整体性和治疗效果。然而施今墨用药，常见二三十味之多，但即使药味再多，也配合得体，法度严谨，毫无烦琐冗赘之感。

擅用"对药"亦是施今墨的学术特点之一。他创制了许多对药的使用方法，对中药的药性药理极有研究。他在治学方面极为严谨，认为："不可执一药以论方，不可执一方以论病，不可循一家之好而有失，不可肆一派之专以致误。"医案 1，从痰、气、瘀入手，体现噎膈早期以攻为主的治疗原则；医案 2，从胃不和则卧不安立论，但处方立法则以"六腑以通为用"，从通宿便法入手治疗，用药平和，深浅适中，疗效应手；医案 3，在清热通淋、利尿排石的基础上，妙在阴阳并调，温肾与滋阴共用，且用药众多，确实反映了施今墨处方用药"雍容华贵"之特色；医案 4，从"舌苔薄白，舌胖有齿痕，六脉芤大，沉取无力"判断其盗汗为气虚卫外不固所致，用经典的玉屏风散加龙骨、牡蛎等治愈，提示我们盗汗未必尽阴虚也，"有是证，用是药"为临床永恒之规矩也。

医案 1：从痰瘀互结治疗噎膈案

常某，男，38 岁。近来每日只能进流食，喉间堵闷，胃部胀满，泛酸嗳气，口中痰涎多，背痛，精神倦怠，医院拟手术治疗，但患者不愿手术，故延中医治疗。舌苔厚腻，脉细软。

辨证：痰气交结，气血运行受阻，久则气血痰结，阻滞食管胸膈，遂成噎膈之证。

治法：拟化痰解郁，调理气血。

处方：桃仁、杏仁各 6g，大力子 6g，法半夏 6g，怀牛膝 10g，紫厚朴 5g，苦桔梗 5g，薤白头 10g，莱菔子 6g，代赭石（旋覆花 6g，同布包）12g，全瓜蒌 20g，莱菔英 6g，茜草根 10g，丹参（米炒）15g，广皮炭 6g。

二诊：服上方药 8 剂，噎减轻，泛酸、嗳气及背痛均稍好，已能食馒头及挂面等物，但食后不易消化。

处方：薤白头 10g，全瓜蒌 25g，桃仁、杏仁各 6g，紫油朴 5g，法半夏 6g，代赭石（旋覆花 6g，同布包）12g，茜草根 10g，丹参（米炒）15g，怀牛膝 6g，大力子 6g，山慈菇 10g，绿萼梅 6g。

三诊：月余后，患者由山西家乡带信来云：第二次方药又服 10 剂，现在每顿饭可吃 1 个馒头、1 碗面条，咽下慢，饮食在入胃时感到滞涩，不易消化，有时吐白沫，背仍常痛，精神比前强些。复信嘱其将二诊方加 3 倍量，研极细末分成 200 小包，每日早、午、晚各服 1 包，白开水冲服。

（选自《中国现代名医医案精华》）

医案 2：从胃不和治失眠案

张某，男，62 岁，10 日前饮食过饱，旋即睡卧，醒来即感胸胁胀痛不适，未做医治。胀满不减，头晕而痛，二便均不通畅。近一周来，晚间辗转反侧，难以入寐，目合即梦，因之精神困倦，体乏无力，毫无食欲，恶心欲吐。舌苔垢腻，脉象沉滞，两关均盛。

辨证：年逾耳顺，生理功能自较壮年为弱。今又暴饮暴食，积滞难消，肠胃壅阻，遂生胀满。经云："胃不和则卧不安。"然已年达六旬，病已十日，不宜施以克伐涤荡之剂。拟调气机，利二便，宿滞得下，胃和卧安，当可熟睡。

处方：炒枳壳 4.5g，旋覆花 6g，晚蚕沙 10g，紫油朴 4.5g，佩兰叶 10g，薤白头 10g，莱菔子 6g，车前草 10g，皂角子 6g，旱莲草 10g，半夏曲 10g，全瓜蒌 18g，炙草梢 3g，青皮炭 4.5g，广皮炭 4.5g。

服药 3 剂，大小便较前通畅，胸胁胀满大减，睡眠已如常时，但梦稍多而已，头晕时痛尚未见效，视物模糊，仍遵前法，另加清头目之品。前方加紫石英 10g，石决明 18g，紫贝齿 10g，草决明 10g。

（选自《施今墨临床经验集》）

医案 3：从湿热治疗石淋案

葛某，男，病历号 62224。近一年来，出现血尿，色鲜。现症小便量少，腰痛，食睡正常，大便每日一次。舌苔薄白而腻，脉濡数。

辨证：此因湿热久郁，尿中浊物结化成石，热结膀胱，遂成血尿，然其炎热之源是由于肾阴虚也。

治法：拟清热利尿，滋阴消石法为治。

处方：旱莲草 30g，金钱草 30g，车前子（布包）10g，车前草 10g，云茯苓 12g，海浮石（布包）10g，瓦楞子 20g，海金沙 10g，滑石块 20g，阿胶（另炖兑服）12g，肉苁蓉 15g，炒地榆 12g，甘枸杞 15g，泽泻 10g，甘草 6g，猪苓 10g。

服药 7 剂，小便较前为多，溺出如细沙物甚多，腰仍痛。仍遵前法治之。

处方：风化硝 30g，瓦楞子 30g，旱莲草 60g，海浮石 30g，滑石块 60g，猪苓 30g，苏木 60g，泽泻 30g，肉苁蓉 60g，枸杞 60g，山萸肉 30g，菟丝子 60g，阿胶 60g，炒地榆 60g，云茯苓 30g，老紫草 30g，瞿麦穗 30g，海金沙 30g，川续断 30g，川杜仲 30g，车前子 30g，炙甘草梢

30g。共研细末，金樱子膏 600g，合为小丸，每日早、午、晚各服 6g。每日以金钱草 120g，煮水代茶饮。

前方服 80 日，每次小便均有细沙物，腰部时痛，有时少腹亦痛，体力活动多时，或有血尿。

处方：上肉桂 30g，瓦楞子 30g，风化硝 60g，盔沉香 15g，肥知母 30g，青皮 15g，旱莲草 60g，肉苁蓉 60g，滑石块 60g，泽泻 30g，荜澄茄 15g，白檀香 15g，海金沙 30g，没药 30g，阿胶 60g，云茯苓 60g，海浮石 30g，鱼枕骨 30g，山萸肉 30g，台乌药 30g，菟丝子 60g，老紫草 30g，炙甘草梢 30g，共研细末，蜜丸，每丸重 10g，早晚各服一丸。

（选自《施今墨临床经验集》）

医案 4：玉屏风散治疗盗汗案

李某，男，69 岁。7 年前曾患夜间多汗，晨起床褥印有人形之湿迹，平素最易感冒，当时辗转各地，亦未多加治疗。新中国成立后在京任职，夜汗未现。4 个月前，因感冒服阿司匹林，汗出甚多，此后每于晨间三四点钟即出汗如洗，醒后遍身冰冷，不敢再睡。2 个月来不能安眠，精神疲倦，苦恼异常。饮食、二便如常。舌苔薄白，舌胖有齿痕，六脉芤大，沉取无力。

辨证：阳气者卫外而为固。今阳虚不能卫外，汗液易泄，遂成多汗，拟补气固表为治。

处方：炙黄芪 30g，野白术 10g，炒防风 3g，五味子 6g，云茯苓 10g，生牡蛎（生龙骨 12g 同打先煎）12g，五倍子 6g，云茯神 10g，熟枣仁 12g，浮小麦 30g，炙甘草 6g。

二诊：前方服 4 剂，服至第 2 剂时汗即减少，4 剂则汗止，夜汗即除，睡亦通宵安然，精神焕发，希予常服方，以资巩固。

处方：炙黄芪 30g，米党参 10g，野白术 10g，炒防风 3g，云苓皮 10g，生牡蛎（生龙骨 12g 同打先煎）12g，浮小麦 30g，怀山药 30g，五倍子 6g，乌梅肉 5g，炙甘草 6g，五味子 6g，白薏苡仁 30g，炒远志 6g。

另：龙骨、牡蛎各 60g，五倍子、五味子各 15g，研为细粉，擦身止汗。

（选自《施今墨临床经验集》）

四十二、赵炳南医案二则

赵炳南（1899—1984），原名赵德明，回族，经名伊德雷斯，祖籍山东德州，著名中医皮外科专家。赵炳南自幼身体羸弱多病，从5岁到7岁的仅3年间就先后患天花、痢疾、麻疹、疟疾，饱受疾病之苦，因此立志长大后做一名为他人解除病痛的医生。6岁时，赵炳南进入私塾，开始了他的读书生涯，但因家境清贫，他的学习仅勉强维持了6年便中断了，被迫过早地走上社会。1912年，13岁的赵炳南开始在北京德善医室从师于名医丁德恩，学习中医皮肤疮疡外科。在短短的3年里，他研读了《外科准绳》《疡医大全》《外科启玄》《医宗金鉴》《本草纲目》等数十部医著。他刻苦努力、孜孜不倦的精神深深打动了丁德恩老先生，经过悉心调教，尽得其传。1920年，赵炳南自设医馆开始行医，悬壶于北京西交民巷。

赵炳南一生勤奋治学，勇于实践，从事皮外科专业60余年，取得了可喜的成果。他非常重视对脏腑的辨证，在诸多皮肤病的致病因素中，对湿邪与热邪尤为重视。他认为，治湿是治疗多种皮肤病的根本，治热则是治疗皮肤病的关键。医案1用凉血散风法治疗银屑病，医案2从湿热治疗湿疹，均取得显著疗效，值得借鉴。

医案 1：凉血散风法治疗银屑病案

曲某，男，24 岁，1966 年 1 月 14 日初诊。

半月前因患急性咽炎后，发现躯干部出现红色皮疹，当时未注意，后来逐渐增多，而且表面有白屑，瘙痒明显。曾在某医院诊断为"急性牛皮癣"，经过半个多月的西药治疗，未见好转。一般内科检查未见异常。皮肤检查：头发内、躯干、四肢泛发高粱米至榆钱大小之红色斑，表面附着较薄之银白色鳞屑，日光下发光，鳞屑周围有明显红晕，基底呈红色浸润，鳞屑强行剥离后底面可见筛状出血点，下肢皮损部分融合成片。现皮损泛发全身，遂来我院住院治疗。舌微红，苔薄白，脉微数。此为血热受风，发为血热之白疕（牛皮癣）。治宜清热凉血，活血散风。

生槐花一两　鲜茅根一两五钱　生地一两　紫草根一两　白鲜皮一两
蜂房一两　刺蒺藜五钱　土茯苓二两　清血散一钱

日 2 次。

复诊：上方连服 11 剂，红退，上半身皮疹基本消退。去鲜茅根，加丹参八钱，当归一两，又服 3 剂后，改白 1 号方服 15 剂，红斑、鳞屑全部退尽。住院期间仅用凡士林润泽皮肤，未给外用药，配合楮桃叶、侧柏叶煎水洗疗，每日 1 次，共 12 次。共住院 29 天，临床痊愈出院，追踪 4 年半未见复发。

（选自《赵炳南临床经验集》）

医案 2：从湿热论治急性湿疹案

徐某，男，30 岁，1971 年 4 月 12 日初诊。

半个月前腹部出现红色疙瘩，瘙痒，晚间尤甚，搔后皮疹增大，流黄水，局部皮肤大片发红，逐渐延及腰部、躯干等处，诊断为急性湿疹。曾经服用"苯海拉明"、静脉注射"溴化钙"、用醋洗等均未见效。查其胸、背部皮肤轻度潮红，有散在红色小丘疹，白米粒大至高粱米粒大，下腹部及腰部呈大片集簇性排列，并掺杂小水疱；部分丘疹顶部抓破，有少量渗出液及结痂，臀部也有类似皮疹。大便干，小便黄，口渴思饮。舌淡红，苔薄白，脉沉细稍数。此为湿热蕴久化热，发为急性湿疡（湿疹），热重于湿之急性湿疹，宜清热凉血利湿之剂。

胆草三钱　黄芩三钱　栀子三钱　生地一两　赤芍五钱　茵陈五钱紫草根四钱　地肤子五钱　茅根五钱　生甘草二钱

服上方 21 剂之后，皮疹逐渐消退，疹色变浅，腹部、股内侧偶尔出现红色小丘疹，兼见有风团样损害。按前法佐以养血凉肝之剂，续服 15剂后皮损消失，临床治愈。

胆草三钱　黄芩三钱　生地一两　赤芍五钱　当归四钱　茵陈五钱女贞子一两　旱莲草四钱　刺蒺藜五钱　生甘草二钱

（选自《赵炳南临床经验集》）

四十三、周筱斋医案一则

周筱斋（1899—1989），男，又名周偶生，笔名姬衍。南京中医药大学教授，主任中医师。

周筱斋祖父周敬庵曾在南通行医，擅长内科、外科，并设"松寿堂"中药铺，为医、为药在当地皆有名气。周筱斋自幼耳濡目染，6 岁时进入私塾读书，学文的同时兼读医籍。13 岁到堂叔设在马塘的"大德堂"药号半工半读。1921 年，23 岁的周筱斋受聘于马塘镇"济生会"施医之席，正式设案应诊。1924 年，周筱斋在马塘镇的王家院子自设诊所行医，一干就是 23 年。

在马塘行医的 26 年中，温病类、疫痢、疫疟、伤寒、猩红热、登革热、霍乱等疾病曾相继在当地流行。如 1928 年的疫痢、1936 年的疫疟、1939 年的红痧热（登革热）、1946 年的霍乱等，其中尤以 1939 年疫疟灾情最为严重，死亡达数千人。周筱斋凭借其深厚的中医功底和丰富的临床经验，治愈了许多病人。1947 年，为避战乱，周筱斋迁居到南通市，在寺街二号设诊所行医。1948 年春，正遇麻疹、天花流行，经周筱斋诊治的百余例病人中仅有一人痘陷不发，未能挽救，其余均治痊愈，被人们视为奇迹。

1954 年应江苏省卫生厅诚聘，至南京参加江苏省中医医院、江苏省中医进修学校的创建工作。至 1988 年退休，先后主持创建了中医医史、中药、方剂、金匮、各家学说教研室，并任主任，负责全校教材的编写和教学大纲的制订。主持编写了全国中医药院校第一版《方剂学讲义》和《中医学概论》等中医教材，自编《祖国医学史讲义》，是新中国成立后全国第一部较为完整的医学史讲义。主讲中医学史、中医方剂学和各家学说医案选等课程。作为全国著名老中医，毕生致力于振兴中医药事业，为开创和发展中医高等教育呕心沥血，是现代中医教育事业的开拓者之一。

　　周筱斋通晓中医基本理论，擅长内科，兼事妇、儿科。自1921年起针对疫痢、疫疟、伤寒等十余种温热病探索出中医中药辨治新思路、新方法，创制治疗疫疟的青蒿白薇汤、清宣解疫汤等新方；针对慢性病、疑难症，提出要善于分析当前以何病证为主，分其标本轻重缓急，循序求进，重视掌握脾胃运纳之机，创制"谷玫四陈煎""四物二母丸"等调理方。他作为南京市专家会诊小组成员，多次到各医院会诊危重患者，每获佳效。开展中医防治疟疾、血吸虫病、烧伤等科学研究。学术上主张"沟通中西，取长舍短，摒弃空言，趋重事实"，坚持中医阴阳五行理论的实践性，倡导中医理论的科学观，坚持用中医理论指导临床实践；反对"废医存药"说，认为中医不应固定于一病一方一药，坚持中医理论体系的继承与发展观，坚持中医自身特色基础上的中西医结合，提出观察、实验、比较、分类、演绎、证实等中药和方剂研究新思路。本书所述医案，从脾主运化，脾虚则水谷成痰立论，运用运脾燥湿化痰法治疗肥胖，执中央以运上下，是脾为后天之本的有效运用。

医案：运脾燥湿化痰法治疗肥胖案

董某，女，38岁，1978年7月10日初诊。

诉五六载来形体逐渐肥胖，并伴眩晕、闭经、漏乳等症，至1976年底体重增至 88 公斤，于 1978 年 7 月 10 日来诊。

患者形体呈均匀性肥胖，眩晕耳鸣，步履不实，时欲倾跌，肢体重滞不利，手握不紧，心悸间作，咯吐大量白色黏稠细沫痰，痰出则神清气爽，口干欲饮，月经常延期或闭，舌苔腻，脉象沉滑。辨证属水谷成痰，痰凝气滞血瘀。治以运脾燥湿化痰，执中央以运上下。

处方：炒苍术 6g，炒白术 6g，法半夏 9g，陈皮 6g，茯苓 15g，黑豆皮 9g，生苡仁 12g，石菖蒲 3g，竹茹 9g，荷叶 15g，梗通草 3g。

服药 17 剂，形肥减，腹围小，眩悸均轻，大便三四日一行；月汛后期旬日来潮，量较多，5 天告尽；咯痰减而不已，质黏稠；苔脉同前。拟初议增其制，参入活血通瘀。

处方：制半夏 9g，茯苓 12g，陈皮 5g，炒枳壳 9g，竹茹 6g，风化硝（分冲）4g，全瓜蒌 12g，火麻仁 12g，川贝母 5g，桃仁 6g，石菖蒲 3g，荷叶 15g。

连投药 24 剂，体重已降至 76.5 公斤，肢体灵活，两手伸摄自如，体力增加。又间断服用上方药 30 剂，最后来诊，已无不适。

（选自《中国现代名中医医案精华》）

四十四、岳美中医案二则

　　岳美中（1900—1982），原名岳中秀，号锄云，河北省滦南县人。从 8 岁起，靠父母东挪西借读了 8 年私塾。他学习刻苦，四书五经皆能熟记背诵。继之考入半费的滦县师范讲习所，17 岁充任小学教员。他于教学之余，随乡居举人石筱珊先生学习古文诗词，获深厚的文史学基础。1925 年，为赴梁任公王静庵创办的清华国学研究院之考，积劳成疾，肺病咯血，教师职务也被辞退。岳美中在养病中萌发了学习中医的念头，乃购得《医学衷中参西录》《汤头歌诀》《药性赋》和《伤寒论》等书，边读边试着服药。经过年余的休养和服中药，肺病竟获痊可。他亲自体验到中医确能治病，于是决心钻研医学，自救救人。

　　岳美中学医之初，先从《医学衷中参西录》入手，研读了宋元以后医家的名著多种。为体察药性，常购药自服，一次因服石膏过量，下泻不已。某夫人患血崩，请岳美中诊治，数剂药后，竟见平复。春节时，患者全家人坐车前来致谢，引起轰动。邻村小木匠徐福轩，突患精神病，烦躁狂闹，诸医束手无策。岳美中细察脉证，系"阳狂并有瘀血"，予调胃承气汤治疗而愈。消息传开，就医者门庭若市。

　　1935 年，岳美中经朋友介绍，到山东菏泽县医院任中医部主任，一边诊病，一边研读上海陆渊雷先生的《伤寒论今释》《金匮要略今释》，稍后即加入陆先生创办的遥从（函授）部学习。当时尽管诊务繁忙，但对所学课业必皆认真完成，寄至上海请教。有一篇写学习体会的《述学》课卷，受到陆氏赞赏，先生加了鼓励的按语谓"中医得此人才，足堪吐气"，并推荐刊载在《中医新生命》上。1938 年春，岳美中去博山应诊，恰逢日军攻城，城破后落荒逃至济南，蒙山东名医郝云斌资助，他才得以返回家乡。嗣后又去唐山行医。1938～1948 年，岳美中白天刀匕壶囊，为群众解除疾病痛苦。晚上黄卷青灯，以经方为主兼研各家。生活虽然艰辛，学业却大有精进。1962 年，他随中国医疗组赴印度尼西亚为当时任总统的苏加诺治疗左肾结石、肾功能衰竭症，将中医治疗"石淋"的方药创造性地用于治疗本病，取得了较好的效果。医案 1，辨治一外感高热 8 天的患者，因具备白虎汤的"大热、大汗、大渴、大汗"四大特征，故认为不宜投芩连苦寒之剂，而施以白虎汤，热退症减；医案 2，从"脉大而虚，望其舌质淡，右侧有白苔，面色萎黄"已可初步确认是气虚之证，再通过患者"一经劳累，则小腹坠胀而下血"之诉，明确当属东垣之补中益气汤，故果断施以此方治疗，通过补气摄血的方法而达到了治疗目的。

医案 1：白虎汤治外感高热案

汪某，男性，54 岁。患感冒发热，于 1971 年 6 月 12 日入某医院。在治疗中身热逐步上升，到 14 日达 38℃以上。曾屡进西药退热剂，旋退旋起，8 天后仍持续高烧达 38.8℃，6 月 22 日由中医治疗。诊察证候：口渴，汗出，咽微痛；脉象浮大，舌苔薄黄。认为温热已入阳明，内外虽俱大热，但尚在气分，不宜投芩连苦寒之剂，因疏白虎汤加味以治。

处方：生石膏 60g，知母 12g，粳米 12g，炙甘草 9g，鲜茅根（后下）30g，鲜芦根 30g，连翘 12g。

水煎，米熟汤成，温服。下午及夜间连进 2 剂，热势下降到 38℃；23

日又按原方续进 2 剂，热即下降到 37.4℃；24 日，原方石膏量减至 45g，进 1 剂；25 日又进 1 剂，体温已正常，口不渴，舌苔退，唯汗出不止，以王孟英驾轻汤[1]加减予之。随后进补气健脾剂兼饮食调理，月余而愈。

（选自《岳美中医案集》）

医案 2：补中益气汤治血尿案

胡某，女性，28 岁，已婚，于 1971 年 6 月 28 日来院就诊。切其脉大而虚，望其舌质淡，右侧有白苔，面色萎黄，自诉尿血证年久不愈。自 22 岁起，尿血即时止时发，而在劳累后更容易导致复发。曾经西医多次检查，没有找到病灶，因而也没有查明原因。曾经中医多次治疗，凡八正散、小蓟饮子、五淋散等清热利湿消瘀之剂，屡服都未能收效，终年郁郁，苦恼不堪。问其小腹是否常有感觉？患者述：一经劳累，则小腹坠胀而下血。东垣之补中益气汤，确是的对之方，因即书方予之，嘱较长期地服用。

处方：炙黄芪 9g，白术 9g，党参 9g，升麻 1.5g，柴胡 3g，归身 9g，陈皮 3g，炙草 4.5g，黄柏（盐炒）3g，知母（盐炒）3g。

10 剂，水煎服。前后共治疗四个半月，服补中益气汤 10 余剂，补中益气丸 20 袋。自服药后，即使有劳累亦从未尿血，唯有时小便滴沥。7 月 25 日经检查，尿道口轻度充血水肿。曾予仲景当归芍药散[2]作汤用，服 10 余剂。

（选自《岳美中医案集》）

注：

[1] 驾轻汤：出自《霍乱论》卷四。由鲜竹叶、生扁豆各四钱，香豉（炒）、石斛

各三钱，枇杷叶（刷）二钱，橘红（盐水炒）、陈木瓜各一钱，焦栀一钱五分组成。具有益胃清热止呃之功效。主治霍乱后，余邪未清，身热口渴及余热内蕴，身冷脉沉，汤药不下而发呃者。

　　[2] 当归芍药散：出自《金匮要略》卷下。由当归、芍药、茯苓、白术、泽泻、川芎组成。具有养血调肝，健脾利湿之功效。主治妇人妊娠或经期，肝脾两虚，腹中拘急，绵绵作痛，头晕心悸；或下肢浮肿，小便不利，舌质淡，苔白腻者。

四十五、朱小南医案三则

朱小南（1901—1974），原名鹤鸣，江苏南通人，名医朱南山长子。幼年读书于乡，后随父南山习医，刻苦勤奋，悉心钻研。20岁时，悬壶于上海，统治内、外、妇、儿各科，中年以擅治妇科而著称。1936年协助其父创办新中国医学院，先任副院长，后继其父任院长，并组织"鸣社"，定期聚会，旨在研讨学术和昌明医学。新中国成立后，朱小南参加上海市公费医疗第五门诊部工作，兼任上海中医学会妇科组组长、中华医学会妇产科分会委员。

朱小南精妇科，其论治注重调气血，疏肝健脾补肾。临证用药慎重而辨证，对中药配方有独到的见解和心得。主要著作有《冲任探讨》《奇经八脉在妇科临证间的具体应用》《朱小南医案医话医论》等。

朱小南学术思想渊源于《内经》《金匮要略》，博采《妇人良方》《济阴纲目》《傅青主女科》等医著，尤其是推崇宋代陈自明《妇人良方》和明代武之望《济阴纲目》中治疗妇人病的处方用药。朱小南治病主张务求其本，重视气血、脏腑、经络理论，尤其是调肝和奇经学说的运用。认为妇人以血为主，而肝为藏血之脏，与冲任血海密切相关。奇经盘踞于小腹，又为经、带、胎、产之疾的病变所在，故妇人内伤杂病的治疗非深究奇经难以获效。审证注重证乳，以察肝气的条达或怫郁；又注重按腹，以辨胎孕或症结。朱小南常谓："妇人病多隐微，必须详问细查，方能确切诊断，则用药无不中鹄。"临床善治崩漏、痛经、不孕、子痛等证，对药物的使用和配伍具有特殊的见解和心得。

朱小南治病既不拘一病一方，亦不局限内服汤药，兼用内外合治，或单用简便外治方法而获奇效。如曾治一例鼻渊病家衄血不止，症势猛急，急取附子研碎糊并贴于足心涌泉穴，再以冷湿毛巾外敷风池穴，衄血须臾即止。又如对患盆腔炎腹部触及包块者，除内服汤药外，又用川椒、大茴香、乳香、没药等共研细末，以面粉、高粱酒少许调和敷于患处，再以热水袋温烫，腹部包块每能消散。医案1，从肝郁化火论治，取四逆散以主方加味治疗，一诊疗效不显，二诊时加入大剂量钩藤而取效；医案2，从水不涵木、肾虚肝旺入手，用天麻钩藤饮论治经行头痛；医案3，用疏肝清热、养血束带法治疗赤带案。以上案例均从肝肾入手，说明妇科病之病位主要在肝肾的特点，处方用药看似平淡不奇，但均常规之法，示人规矩。

医案1：疏肝清热法治疗经行发热案

于某，21岁，未婚，工人。初诊：1962年2月9日。

患者平素娴静寡言，月经向来超早，拖延日期颇长。1961年8月开始，经水20天一转，经行时兼发高热，并有胸满、胁胀甚至呕吐的症状，经历10日，经净后发热亦退，每月如此，成为规律。发烧渐次加重，在安徽宿东某医院诊治时，曾测体温高至40℃，心烦头眩，面红目赤，甚则昏厥，隔时方醒。曾经医治无效，精神颇受威胁，1962年2月间返沪来治。初诊时已届临经前期，症见精神不舒、胸闷胁胀、口鼻干燥、脉象弦数，诊断为肝热型的经行发热。

推敲本症病机是：患者素来性格沉静，有不如意事抑郁在怀，肝郁则气滞，在经期中这种现象更为显著。肝脉络于胆，散布于胁间，所以常见胁胀；木郁则横逆，逆则克土，因此兼见胸闷呕吐；相火附于肝木，木郁日久易于化火，引起高烧；火性上炎，故头目眩晕，甚则昏厥。治以疏肝清热法。

处方：柴胡4.5g，青皮4.5g，陈皮4.5g，归身6g，赤芍6g，枳壳4.5g，制香附9g，炙甘草3g，白术6g，川朴2.4g，青蒿6g，黄芩9g。

服药时月经来潮，2剂后疗效不显。口鼻燥热犹如喷火，头目眩晕，热势燔盛，肝火上扰，又有动风之势，乃于上方加钩藤（后下）18g以平肝息风，并增强清热之力。

服2剂后，患者头目清凉。此后随访，每月经来不再发热。

（选自《朱小南妇科经验选》）

医案2：从水不涵木治疗经行头痛案

陈某，34岁，已婚，工人。

婚后未孕，经期尚准，唯量少色淡，而每临经期，头部疼痛如锥钻刺，几不能忍，规律性发作已数年，常须经期请假，影响工作。于1960年6月前来门诊。

就诊时适值临经前，头痛如裂，用布紧束额部，如新产妇然。据述于上月2日经转，刻又将临，头痛异常，乳部作胀，腰酸肢楚，咽干口燥。切脉细弦而数，舌质红，苔薄黄。依照症状诊断为肾亏肝旺，水不涵木。嘱在每次行经先兆期、直临期，为最适当的治疗时机，每月服药4天，共3个阶段。治疗过程如下：

第一次：以头痛内热、经来不爽为主症，治以平肝清热、疏肝调经法。

处方：嫩钩藤（后下）18g，明天麻 2.4g，川芎 4.5g，生石决（先煎）24g，白芍 9g，川牛膝 9g，枸杞子 9g，滁菊花 6g，合欢皮 9g，茯苓皮 9g，省头草 6g。

第二次：上次经期服用平肝清热药后，此次经来日期推后 10 余日，但经前头痛已缓和，所以来时已不扎头布。据述：刻尚有乳部发胀、腰酸神疲等症，与上次相比，已轻快不少。现经量不多，色淡红，脉象细弦，苔薄黄。治疗用疏肝理气，潜阳清热法。

处方：嫩钩藤（后下）18g，石决明 24g，陈青蒿 9g，夏枯草 9g，制香附 9g，广郁金 6g，橘叶 6g，橘核 6g，白蒺藜 9g，稆豆衣 12g，合欢皮 9g，杜仲 9g。

第三次：服药后隔 3 个月又来复诊。头痛已愈，3 次临经未曾发作，症已大好，乳部作胀也已日渐减轻。此次经来，仅感头眩腰酸，精力疲乏；经量则仍不多，色亦较淡。脉虚细，苔薄白。治以滋补肾阴，养血扶土法。

处方：全当归 6g，大熟地（砂仁 2.4g，拌）9g，山萸肉 9g，女贞子 9g，白芍 6g，茯苓 9g，稆豆衣 9g，焦白术 6g，川芎 4.5g，巴戟肉 9g，嫩钩藤（后下）9g。

经过这次调理后，症已痊愈。

（选自《朱小南妇科经验选》）

医案 3：疏肝清热养血束带法治疗赤带案

卜某，42 岁，已婚，工人。初诊：1963 年 9 月。

生育 3 胎，月经偏早。近一年来时有淡红色黏稠带下，并有头目眩晕，腰酸肢楚，胸胁闷胀，精神不舒。面色萎黄，眼泡稍有虚肿，纳谷不香，夜寐不安。问其带下色泽，答曰：略见淡红而未见脓液，虽稍有秽气，但并无腐败恶臭，且从未有血崩现象。问其同房后有否见红，亦摇头否认。切脉细弦，舌质淡而苔微黄。肝经郁热，任带两脉虚弱。治用疏肝清热，养血束带法。

处方：香附炭 9g，合欢皮 9g，生地 12g，川柏 9g，白芷炭 3g，焦白术 6g，地榆炭 12g，土茯苓 9g，侧柏炭 9g，海螵蛸 9g，新会皮 6g。

调理十余日，带下业已停，复用养血固肾药治疗其头眩腰酸等症状，后即未见发作。

（选自《朱小南妇科经验选》）

四十六、程门雪医案二则

　　程门雪（1902—1972），名振辉，号九如、壶公，江西婺源人。早年学医于名医汪莲石，后在上海中医专门学校系统学习中医学，师从孟河名医丁甘仁。新中国成立前，奋力抗争国民党政府歧视、摧残中医的倒行逆施。1956 年，任上海中医学院首任院长。

　　程门雪致力于研究伤寒、温病学说，并将二者贯通变化，综合运用。为知名中医学术思想家、临床家、教育家。毕生弘扬、继承、发展中医，培养中医人才，在近现代中医药发展史上有着重要的地位和影响。

　　程门雪治学勤奋严谨，博涉古今历代著作，采撷临证名方，学以致用。在临证之余，反复精读《伤寒论》《金匮要略》等经典著作，对叶天士医案尤为致力研究，多次点评。

　　程门雪读书常边读、边诠释按评，或赋成歌诀背诵，或编成讲义授徒。著述宏富，如《金匮篇解》《伤寒论歌诀》《未刻本叶氏医案校注》《叶案存真评注》《藏心方》《女科歌诀》《西溪书屋夜话录歌诀》等，计200 余万言。医案 1，用玉真丸[1] 合荣萸汤获效。玉真丸一方出自许淑微《本事方》："治肾气不足，气逆上行，头痛不可忍，谓之肾厥。"一般偏头痛的发作，或因于音响振动，或气候的变化（雷风头痛），或精神烦扰（肝旺），或苦思焦虑（血虚、肾亏）等，在安静和休息之后，大都可以轻减。而肾厥头痛则每发于子夜（夜半 11-1 时），或子夜较甚，头热足冷，其脉浮弦而沉按无力，舌淡等是辨证方面的特点。医案 2 用黑膏汤出入治疗阴虚感冒，其由生地、淡豆豉（盐水炒）、河柳（砂糖炒）三药组成。其中淡豆豉发少阴之汗，河柳散营分之邪，生地壮水制热以止血衄也。主治伤温鼻衄，脉浮数者。

医案 1：玉真丸合茱萸汤治疗头痛案

潘某，女，成年。初诊：1949 年 3 月 19 日。头疼偏右，甚于子夜，痛甚则呕吐，心悸不安，胃纳不香。苔腻，脉弦。先拟玉真丸合茱萸汤加味。

处方：淡茱萸 2.4g，潞党参 4.5g，云茯苓 9g，陈广皮 4.5g，制半夏 4.5g，姜川连（炒）0.9g，白蒺藜 9g，煅石决（先煎）12g，薄荷炭 2.4g，荷叶边一圈，肾蕨玉真丸（包煎）9g。

二诊：头痛已减，呕吐亦瘥，夜不安眠，服中不舒。再认原方加减之。

处方：炒白蒺藜 9g，煅石决（先煎）12g，薄荷炭 2.4g，霜桑叶 9g，辰茯神 9g，炙远志 3g，制半夏 4.5g，青皮 4.5g，陈皮 4.5g，左金丸（吞）1.5g，青砂壳 2.4g，荷叶边一圈，肾蕨玉真丸（包煎）9g。

（选自《程门雪医案》）

医案 2：育阴解表法治感冒案

施某，男，成年。初诊：1940 年 12 月 26 日。

阴虚之火上升，风邪外乘，寒热不解，咽痛蒂垂，头痛不清，脉浮，苔薄腻。拟于育阴之中，佐以解表，黑膏汤出入。

处方：小生地四钱，炒香豉三钱，黑山栀一钱半，京玄参一钱半，冬桑叶三钱，嫩射干八分，生甘草八分，苦桔梗一钱，挂金灯八分，藏青果一钱。

二诊：寒热已退，咽痛已瘥，头痛未清，夜不安寝，咳嗽。再以泄厥阴，安心神，宣肺化痰。

处方：冬桑叶三钱，甘菊花三钱，白蒺藜三钱，薄荷炭八分，辰赤苓三钱，甜杏仁三钱，象贝母三钱，净蝉衣八分，冬瓜子四钱，藏青果一钱，荷叶边一角，辰灯心一把。

（选自《程门雪医案》）

注：

[1] 玉真丸：出自《普济本事方》，由硫黄、石膏、半夏、硝石组成。立治肾气不足，气逆上行，头痛不可忍，谓之肾厥。其脉举之则弦，按之石坚。

四十七、黄文东医案二则

黄文东（1902—1981），字蔚春，江苏吴江人。幼承庭训，攻读古典经史，14 岁即考入上海中医专门学校，受业于丁甘仁门下，1921 年毕业后回故里行医。1931 年，应母校校长丁济万之邀，返校任教务长。新中国成立后，主办上海市中医进修班、中医师资训练班，1978 年任上海中医学院院长。

黄文东对《内经》《难经》和仲景学说深有研究，强调调整脏腑间升降清浊之功，把握阴阳五行相互制约和依存关系。临证则以调理脾胃为先，认为脾胃乃后天之本，为气血生化之源，久病不愈，体质亏虚，治理外感内伤各类杂病，均应脾胃兼顾，以治其本。治疗慢性肠胃炎、胃溃疡、胃痛、慢性胃炎、再生障碍性贫血等症，善取各家之长，以轻灵之方、平淡之剂，屡见显效。

黄文东素以书法蜚声医林，力摹右军，临池奔放，意境高雅。生平著述颇多，撰有《丁氏学派的形成和学术上的成就》《近代中医流派经验选集》《黄文东医案》等，主编高等中医院校《中医内科学》和《著名中医学家的学术经验——中国现代医学丛书之一》等。医案 1，从胸阳不振，脉络痹阻，兼有气血亏耗之象辨治一胸痹患者，取仲景瓜蒌薤白白酒汤加减化裁，在三诊病情反复时，仍然按原意辨治，仅稍事加减，提示治疗慢性病"守方"的重要性，随意更换处方亦为医家之忌；医案 2，用导赤散合小蓟饮子治疗血淋，用药轻灵，中规中矩，反映了孟河医派用药醇和的学术特点。

医案 1：瓜蒌薤白白酒汤治疗胸痹案

高某，女，43 岁，初诊：1975 年 5 月 3 日。

近 1 个月来时常胸闷、胸痛、心悸，痛时牵及左肩背，两下肢发冷，甚则疼痛。有子宫肌瘤，1 次月经量多，大便干结，舌苔薄，脉细弦。

辨证：胸阳不振，脉络痹阻，兼有气血亏耗之象。

治法：宣痹通阳为主。

处方：用瓜蒌薤白白酒汤加减。

全瓜蒌 15g，薤白头 5g，郁金 9g，当归 9g，桂枝 5g，赤芍 15g，丹参 9g，党参 9g，陈皮 6g，木香 9g。6 剂。

二诊（5 月 10 日）：服药后胸闷、胸痛减轻，本次月经量略少，胃纳佳，大便转润，再予前法，原方加续断 9g。

三诊（5 月 17 日）：胸闷不舒，太息，易心悸，下肢冷如浸水中，苔薄腻，脉细。再守原意，增强通阳活血之力。

处方：全瓜蒌 15g，薤白头 5g，丹参 9g，郁金 9g，降香 6g，党参 9g，当归 9g，桂枝 5g，赤芍 15g。6 剂。

四诊（5 月 24 日）：胸闷、心悸已减，肢冷亦明显减轻，嗳气较多。再守原意，前方加旋覆梗 15g。

（选自《黄文东医案》）

医案 2：从下焦湿热治疗血淋案

黄某，女，28 岁，工人。初诊：1975 年 4 月 6 日。

昨起小便频急，涩痛而赤，腰酸，少腹胀，心烦，少寐。舌质红，苔腻，脉细数。

辨证：湿热蕴于下焦，膀胱气化不利，血得热而下注，证属血淋。

治法：凉血滋阴，清利湿热。

处方：生地 15g，竹叶 9g，生甘草 4.5g，木通 3g，黄芩 15g，小蓟草 30g，乌药 9g，2 剂。

二诊（4 月 8 日）：昨日诸症一度减轻，尿色稍清。今晨又见尿频涩痛，腰酸，少腹胀痛。苔腻，脉细数。再予前方加味。原方加萆薢 15g。2 剂。

三诊（4 月 10 日）：尿频明显减轻，尿色已清，少腹胀痛基本消失，腰酸乏力，脉细带数。再守原意，前方去木通，4 剂。

（选自《黄文东医案》）

四十八、章次公医案一则

　　章次公（1903—1959），名成之，号之庵，江苏省镇江丹徒人。1919年就读于上海中医专门学校，师事孟河名医丁甘仁及经方大家曹颖甫，又问学于国学大师章太炎先生，品学兼优。1925年毕业后，在上海开业行医，并任职于广益中医院，一度兼任上海市红十字会医院中医部主任；1930年，与陆渊雷、徐衡之合力创办上海国医学院。

　　章次公用药以验、便、廉为主，深夜出诊也常不取酬，有"贫民医生"之美誉。曾执教于上海中医专门学校、中国医学院、新中国医学院、苏州国医专科学校；新中国成立后，进入上海市第五门诊部工作，任上海市中医门诊部特约医师兼中医师进修班教师。1955年冬，应邀赴京工作，历任北京医院中医科主任、卫生部中医顾问、中国医学科学院院务委员。

　　章次公精研医书经典及诸家学说，于伤寒学造诣尤深。认为仲景之书确系大经大法，为医者不可不读，而明、清温病学说则是《伤寒论》之发展，应汲取两家之长。他又认为，发扬中医须参合现代医学理论，打破中西医间的界限，力求两者的沟通。临诊主张运用中医之四诊、八纲、辨证论治，兼采现代科学诊断手段，"双重诊断，一重治疗"，提高疗效。用药则博采众方，无论经方、单方、验方乃至草药，兼收并蓄，机动灵活，注重实效。剂量或轻或重，突出重点，击中要害。尤其善用虫类药物，如蜈蚣、全蝎用于头风痛，蜂房、蕲蛇用于风痹，蟋蟀、蝼蛄用于积聚、肿胀等，对症下药，每收显效。

　　章次公对本草深有研究，早年讲授药物学，编有《药物学》四卷，大部分资料收入《中国医药大辞典》，撰有《诊余抄》《道少集》《立行集》《杂病医案》《中国医学史话》及医学论著数十篇。另与徐衡之合辑《章太炎先生论医集》。晚年拟修订《历代医籍考》和校勘《内经》，未竟病逝。1980 年，门人整理出版《章次公医案》一书。1999 年，门人朱良春等汇集其遗著、医案等，出版《章次公医术经验集》。下述所选医案，应为"肠伤寒"一病，属于中医湿温范畴，首诊用清营汤为主，并服至宝丹，以防肠道出血和神昏。二诊，病情进入 17 日，没有循旧清利凉血，而是用全真一气汤[1]合紫雪丹，一面育阴扶正，一面慧神祛邪，寒温并用，确非常法，值得细究，言伤寒、温病并不相悖，此案可证；四诊时，病情已经稳定，故在清除余热之外，提出要加强营养，仿青蒿鳖甲汤以养正；五诊时，又宗芍药汤意，清热利湿、凉血化瘀，以防伤寒"复燃"和"食复"。由是案可见章次公先生对西医学生理病理掌握之深入，并能"西为中用"，根据其不同病程，施以不同方药，既是其"双重诊断，一重治疗"的主张反映，更是"随证施治"之典范案例。

医案：随证施治伤寒湿温案

　　施女，凡湿温证牙龈易于出血者，如见便溏，需防肠出血。今热势过高，而面色苍然，神气萧索，非病之常规也。

　　处方：鲜生地 30g，玄参 9g，麦冬 9g，银花 15g，带心连翘 12g，小蓟 12g，赤苓 12g，冬青子 9g，旱莲草 9g，郁金 4.5g，九节菖蒲 4.5g，至宝丹 0.9g（分 3 次服）。

　　二诊：湿温 17 日，正在紧要关头，出血虽止，依然面黄神萎，两脉浮数。用全真一气汤合紫雪丹，一面育阴扶正，一面慧神祛邪，此变法也。

处方：炮附块4.5g，潞党参9g，麦冬9g，熟地12g，白术9g，五味子4.5g，怀牛膝9g，淡竹叶9g，紫雪丹0.9g（分3次服）。

三诊：热渐退，再以养阴温阳并进。

处方：炮附块4.5g，生地12g，熟地12g，生白术9g，炮姜炭3g，白芍12g，麦冬9g，怀牛膝9g，清炙草3g。

四诊：心脏已无问题，当侧重清热；病在三期之外，尤当注意营养。

处方：银柴胡4.5g，青蒿9g，白薇12g，干地黄12g，白芍12g，冬青子9g，怀山药9g，生麦芽9g

五诊：已入恢复阶段，腹胀下利亦不可忽。

处方：秦皮9g，川连2.4g，苦参9g，银花炭9g，枳实炭9g，山楂炭15g，白槿花9g，滑石9g，荠菜花炭9g。

（选自《章次公医案》）

注：

[1] 全真一气汤：出自《冯氏锦囊·药按》卷二十。由熟地、制麦门冬、鸡腿白术、牛膝、制附子、人参组成。主治阴分焦燥，上实下虚，上热下寒，阴竭于内，阳越于外，斑疹热极烦躁，上喘下泻。中风大病阴虚发热，吐血喘咳，一切虚劳重症。近代何廉臣曾评价说，此为冯楚瞻《锦囊》中得意之方，功在于一派滋养阴液之中得参、附气化，俾上能散津于肺，下能输精于肾，且附子得牛膝引火下行，不为食气之壮火，而为生气之少火，大有云腾致雨之妙，故救阴最速。